李氏针感传导疗法医道传承

主编　李明高

中医古籍出版社
Publishing House of Ancient Chinese Medical Books

图书在版编目（CIP）数据

李氏针感传导疗法医道传承 / 李明高主编. -- 北京 : 中医古籍出版社，2024. 10. -- ISBN 978-7-5152-2933-1

Ⅰ. R245-0

中国国家版本馆CIP数据核字第2024V5A246号

李氏针感传导疗法医道传承

李明高　主编

责任编辑　王梅
封面设计　石家庄健康之路文化传播有限公司
出版发行　中医古籍出版社
社　　址　北京市东城区东直门内南小街 16 号（100700）
电　　话　010-64089446（总编室）010-64002949（发行部）
网　　址　www.zhongyiguji.com.cn
印　　刷　北京中献拓方科技发展有限公司
开　　本　787mm×1092mm　1/16
印　　张　11.5　　彩插24面
字　　数　180 千字
版　　次　2024 年 10 月第 1 版　　2024 年 10 月第 1 次印刷
书　　号　ISBN 978-7-5152-2933-1
定　　价　68.00 元

编委会

主　编：李明高（李明高中医诊所）

副主编：李德臣（李明高中医诊所）

郑晓琳（李明高中医诊所）

编　委：李树人（李明高中医诊所）

郁淮明（李明高中医诊所）

李雨泽（李明高中医诊所）

主编简介

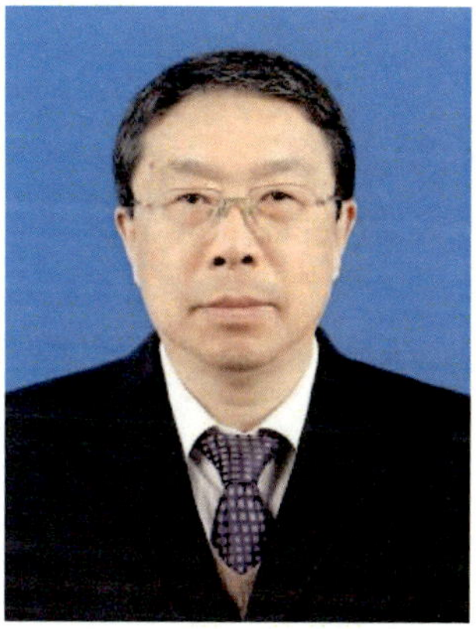

李明高，1959年出生于江苏淮安著名中医针灸世家，毕业于北京中医药大学针灸推拿学院，担任中医副主任医师。1978—2019年就职于淮安市城中医院，从事中医针灸临床工作46年。先后师从其父李树人主任、邱茂良（南京中医药大学著名针灸大家、首任针灸系主任、博士生导师、教授）、肖少卿（著名针灸大师、南京中医药大学硕士研究生导师、教授）、程莘农（中国工程院院士、首届国医大师、中国中医研究院名誉院长）。先后在国际、国家及省级以上专业杂志刊物上发表学术论文20余篇，参编《中国针灸学史》一书。1995、1997两年度先后被淮安市人民政府授予“有突出贡献专业技术工作者”“有突出贡献中青年专家”荣誉称号，1998年被卫生部中国医疗保健国际交流促进会专家审评委员会授予“中国特技名医”荣誉称号。担任中国医师学会淮安分会理事，淮安市第二批学术技术带头人，淮安市政协第四、第五届委员。2019年退休后创办“李明高中医诊所”；2021年李明高申请并获得国家知识产权局审批注册商标“”；2023年11月，李氏针感传导疗法被江苏省政府审批公布列入省级第五批非物质文化遗产代表性项目名录；2024年3月，“李明高中医诊所”被江苏省文化和旅游厅公布为省级“非物质文化遗产”保护单位；2024年4月，李明高申请并获得国家知识产权局审批注册商标堂号“李氏灵砭堂”。

前　言

针灸，作为中医的重要组成部分，历经数千年的发展，不仅在中国更在全世界范围内逐渐受到重视。随着现代医学技术的飞速进步，针灸也在不断地融合新的科技和理论，扩大了针灸科学内涵和作用，以适应更广泛的治疗需求。“李氏针感传导疗法”是李明高主任家族几代传承并不断创新发展的治疗技术，第一代李荫芝先生（1916—2000年），作为李氏中医针灸的奠基人，在淮安市的医疗界享有较高的声誉。师从本地中医名家谭继安先生，攻读内科，在脾胃病和黄疸病方面取得了显著的成就。20世纪30年代，李荫芝先生创办了“李氏中医针灸诊所”，这不仅是他职业生涯的起点，也是李氏针灸传承的开端。李荫芝先生后自研针灸，他在内科和针灸两学科造诣深厚，临床经验和医疗技术成为后代学习和发扬的宝贵财富。第二代传承人李树人主任(1938年出生),自幼在父亲的熏陶下，对中医针灸产生了浓厚的兴趣。1956年在江苏省中医学校针灸训练班结业，并在淮安市城中人民医院任副主任中医师，直至1998年退休后申请创办了李树人中医诊所。李树人主任仍在致力于针灸技术的传承和实践，他的技术精湛，医德高尚，口碑极佳，深受患者的信仰和尊敬，在本地享有极高的声誉。第三代传承人李明高主任（1959年出生），毕业于北京中医药大学针灸专业，他不仅精通传统针刺技术，更是将家传针感传导术针刺技术上升到理论高度，扩大了治疗范围，首先在家族中提出针感传导疗法的学术思想、弥补了历代医著和现代高等院校教材中的不足，阐明了针感传导术针刺技术如何操作和适应证及刺激量的把握，创立了针感传导术学术思想，发挥了针刺技术科学内涵，他对针灸学的研究和创新得到了江苏省同行学者的认可。现李明高中医诊所经江苏省政府2023年审批公布为省级第五批非物质文化遗产项目名录，2024年被江苏省文化和旅游厅公布为省级非遗保护单位。李明高主任先后在淮安市城中人民医院和李明高中医诊所长期从事针灸临床工作近 50 年，他的针感传导术在治疗呼吸系统、泌尿生殖系统、运动系统和神经系统疾病中显示了非凡的效果，受到了患者和同行的广泛认可，在省内享有一定的声誉。第四代传承人李德臣医师（1986 年出生），在继承家传中医针灸诊疗的基础上，毕业于山东中医药大学中医专业，走师承高校双结合的道路，继承了针感传导术针刺技术，他将该技术又传承给了慕名前来工作、学习的中医工作者刘明新和徐明阳二位中医师。他的临床实践和研究不断推动李氏针感传导术的深入发展和运用，使这一技术更加精细化、系统化，为行业中后起之秀。

本书旨在系统地介绍李氏家族四代人如何继承、发扬和运用这一独特的针刺治疗技术。全书共分为四篇，第一篇为发展篇，介绍了“李氏针感传导疗法”的传承与发展概况；第二篇为应用篇，详细介绍了李氏针感传导疗法在呼吸系统病证、消化系统病证、运动神经系统病证、心脑血管系统病证、妇儿科病证、泌尿生殖系统病证中的应用。此外，还详细介绍了李明高主任三项创新技术——针拔治疗肥胖症、耳穴贴压戒烟疗法、针刺治疗睡眠呼吸暂停综合征。第三篇为传承篇，介绍了“李氏针感传导疗法”的代代传承与不断发展。第四篇为守正创新，介绍了李明高主任的创新成果、获得奖项，以及李氏针感传导术针刺要领。

李氏针感传导术针刺技术不仅着眼于传统的穴位刺激，还结合了现代医学的解剖学、神经学和生理学知识，通过相关的针刺手法和穴位组合，达到治疗的最佳效果。本书力求科学性与实用性的结合，不仅为中医学术研究者提供了宝贵的学术资料，也为临床医师提供了实践中的参考和指导。希望本书能为推进中医针灸事业发展做出贡献。

在本书编撰过程中，我们深感责任重大，虽然已尽力以科学严谨的态度记录和解析多种治疗方法，但书中的内容仍然无法涵盖中医针灸博大精深的科学内涵，以及所有复杂性和深度广度问题。同时，我们也期待读者能够以开放的心态接受书中的知识和方法，实践操作中可能会有不同的体验和效果。因为不同的针灸师拥有不同程度的针刺熟练技术，由于编写水平有限，如有不妥之处，还请互相交流学习和修改。我们衷心希望，通过不断的学习和实践，每位读者都能在中医针灸的道路上取得更深的理解和更好的治疗效果。

目　录

第一篇　发展篇

第二篇　应用篇

第四篇　守正创新

第一篇　发展篇

第一章　李氏针感传导疗法的沿革

针灸学是一门以中医理论为指导，研究经络、腧穴及刺灸方法，探索针灸在防治疾病中的应用规律的学科。针灸学作为中医的重要组成部分，历经数千年的发展，已在中国乃至全球范围内广泛受到重视。随着现代医学技术的进步，针灸不仅在理论上不断丰富和完善，也在临床实践中不断拓展其应用范围和治疗效果。李氏针感传导疗法是这一发展过程中一个重要的代表，其由李明高主任家族四代传承，历经百年并不断创新发展，成为中医针灸学中的一个独特门派。

一、针灸学的发展

针灸学从产生到成熟经历了漫长的历史进程。关于针刺疗法的起源，可以追溯到原始社会的氏族公社时期。据古籍记载，伏羲氏“尝味百草而制九针”，黄帝“咨访岐伯……针道生焉”，这些传说反映了针刺疗法的起源。然而，针刺疗法的真正产生应是在“砭石”被使用之后，这个时期大概在新石器时代。“砭石”是早期针具的雏形，而“砭刺”则标志着刺法的萌芽。进入新石器时代后，人们开始使用精制的石针，随后又发展出骨针、竹针和金属针，尤其是炼金术的发明，推动了金属针具的广泛应用，从而促进了针刺法的发展。

灸法的起源则与原始社会人类学会用火密切相关。通过用火的过程，人们逐渐认识到温热对治疗疾病的作用，并在长期实践中逐渐形成了灸法。在针法和灸法产生之后，随着实践经验的积累，以及古代哲学思想和其他自然科学知识的渗透，针灸学理论体系逐渐形成、发展并不断完善，大致可以分为以下六个阶段。

（一）针灸学理论体系的萌芽时期

针灸学理论体系的萌芽时期主要是个人临床实践对针灸知识初步认

识的时期，在《黄帝内经》成书之前。1973 年，湖南长沙马王堆三号汉墓中出土了一批珍贵医学帛书，包括《足臂十一脉灸经》和《阴阳十一脉灸经》。这些文献详细论述了十一条经脉的循行路径、各自的病候表现及对应的灸法，是目前已知最早的针灸学文献，反映了早期对经络系统的初步认识和探索。

在《足臂十一脉灸经》中，详细描述了十一脉的循行路线，包括足阳明胃经、足太阴脾经等，指出各经脉对应的身体部位及其病候表现。例如，文献中提到足阳明胃经主治胃病、腹痛等症状，同时介绍了灸法的具体操作方法，如艾灸的施行部位和施灸时间。这些记载显示出当时已初步认识到经络与人体健康的密切关系，并尝试通过灸法进行调理和治疗。

《阴阳十一脉灸经》则进一步细化了经脉的分类，明确了阴阳经脉的区别，并对其各自的功能进行了初步探讨。此书还详细描述了阴阳平衡的重要性及其在健康维护中的作用，强调了阴阳和谐对于疾病预防和治疗的重要意义。

这些帛书不仅是对古代经络知识的早期总结，更是针灸学理论体系萌芽期的宝贵记录。其内容显示，古人在长期的医疗实践中，通过观察和总结，逐渐形成了对经络系统的初步认识，并开始应用于实际治疗中。此时期的针灸学虽尚未形成系统的理论体系，但已显示出对人体内部能量流动及其影响的基本理解。

古籍有云：“经络者，决死生，处百病，调虚实，不可不通。”这表明早期医学家已认识到经络系统在维持生命健康中的关键作用，并尝试通过针灸手法对经络进行调节，以治愈疾病。通过这些早期文献，我们得以窥见古代医家对经络的探索和应用，以及对灸法这一治疗手段的逐步发展和完善。

总之，针灸学理论体系的萌芽期，虽以个人临床实践为主，未有系统化的理论体系，然《足臂十一脉灸经》和《阴阳十一脉灸经》的出土，为后世经络学的发展提供了宝贵的文献依据。这一时期的探索为针灸学的理论化奠定了初步基础，并揭示了古人对经络系统及其治疗潜力的早期认识。此阶段的成果，成为后续针灸学发展不可或缺的基础，为中医学的进一步繁荣奠定了坚实的根基。

（二）针灸学理论体系的建立时期

针灸学理论体系的建立时期自战国至秦汉，标志为《黄帝内经》之成书。《内经》乃中医学之经典，其系统论述人体之生理、病理及疾病之诊治原则和方法，包括阴阳、五行、脏腑、经络、气血津液等方面，为中医学奠定理论基础。《内经》中特别是《灵枢》篇，对经络之循行、病候、腧穴及针灸方法做了详尽论述，故被誉为“针经”，标志针灸学理论体系的基本形成。

《灵枢》篇详细阐述了经络系统的结构与功能，指出“经脉者，所以行血气而营阴阳，濡筋骨，利关节也。”此言道出经络在调节人体生理功能、治疗疾病中的关键作用。此外，《灵枢》还对腧穴的定位、主治功效进行了深入探讨，详细描述了针刺与灸法的操作技术，奠定了针灸治疗的基本原则与方法。

汉代，《黄帝八十一难经》成书，以补充《内经》之不足。《难经》不仅详细解释了《内经》中一些难解之义，还提出了八会穴的概念。八会穴被认为是经络气血汇聚的重要节点，其理论的提出极大地丰富了针灸学的内容。同时，《难经》运用五行学说对五输穴的理论和应用进行了详细的解释，进一步完善了针灸学的理论体系。

此时期，医圣华佗亦对针灸学有深入研究，尤其在临床实践中积累了丰富经验。华佗创立了“华佗夹脊穴”，通过刺激脊柱两侧的特定穴位来治疗疾病的方法。华佗认为，脊柱两侧的穴位与五脏六腑的功能密切相关，通过针灸这些穴位，可以调节脏腑功能，治疗内外诸病。

华佗的创新和实践使针灸在临床应用中更加广泛和有效。华佗的《五禽戏》不仅是中医学中的经典养生功法，还对针灸理论和经络学说有重要的补充，强调了运动与经络的关系，对后世针灸学发展产生了深远影响。

综上所述，针灸学理论体系在战国至秦汉期间得以建立和完善。《黄帝内经》与《黄帝八十一难经》的成书标志着针灸学从经验总结向理论体系化迈进的重要阶段。此时期，针灸学不仅形成了系统的理论框架，还在实际治疗中展现了显著疗效，奠定了针灸作为中医主要治疗手段之一的地位。华佗等医家的贡献，使针灸学在此阶段达到了新的高度，为后世的中医学发展打下了坚实的基础。

（三）针灸学术的发展时期

魏晋时期，皇甫谧在魏甘露年间（公元256—260年）编撰了《针灸甲乙经》，这部著作汇集了《素问》《灵枢》和《明堂孔穴针灸治要》的针灸内容，是对早期针灸理论和实践的系统总结。《针灸甲乙经》详细收录了349个腧穴的名称、定位及其刺灸方法，对各类疾病的针灸治疗进行了全面归纳和论述。这部书不仅整理了前人针灸学的精华，还对腧穴的操作和适应证作出了详细叙述，成为后世针灸学的重要参考文献。

在两晋和南北朝时期，针灸学的专著如雨后春笋般涌现，体现了这一时期学术发展的活跃。晋代葛洪撰写了《肘后备急方》，该书收录了大量针灸和灸法的医方，对推动灸法在临床中的应用起到了重要作用。葛洪的工作使灸法成为一种更为广泛应用的治疗手段，他强调了灸法在紧急情况下的有效性和实用性，进一步确立了灸法在中医学中的地位。

隋唐时期，针灸学迎来了新的发展高峰。政府设立了针师和灸师等专职，以促进针灸学的传承和发展。孙思邈在其著作《备急千金要方》中系统地收集和整理了前代医家的针灸经验，并创立了“阿是穴法”和“指寸法”。“阿是穴法”是一种以患者自觉痛点为刺灸部位的针法，“指寸法”则是用于确定腧穴位置的方法，这些创新极大地丰富了针灸学的理论和实践。

孙思邈的贡献不仅在于理论创新，还在于实践中的广泛应用，他的著作成为当时及后世针灸学的重要指南。唐代医家们在针灸理论和实践方面的成就，使针灸学在隋唐时期达到了一个新的高峰。

综上所述，从魏晋到隋唐，针灸学经历了一个从理论基础到实践应用不断丰富和完善的过程。皇甫谧、葛洪、孙思邈等医家的贡献，不仅奠定了针灸学的基础，还推动了这一学科的进一步发展，使其成为中医学中的重要分支。这一时期的针灸学术成就，为后世针灸的继续发展和广泛应用提供了坚实的基础。

（四）针灸学术的低谷时期

清代时期，针灸学逐渐走向低谷，表现为针灸著作数量的减少和创新的衰退。这一时期，中医针灸学的发展受到多种因素的制约和挑战。鸦片战争后，随着西医学的传入，中医和针灸学逐渐遭受排斥和冷落。西方医学的解剖学和病理学理论，与中医的经络、脏腑理论产生了巨大冲突，导致一些知识分子和统治者对中医产生了质疑和不信任。

清代统治者甚至以“针刺火灸，究非奉君所宜”为由，于公元1822年废除了太医院的针灸科。这一举措是对针灸学的抑制，导致针灸学术发展进入低谷期。在这一时期，针灸学的传承和发展几乎停滞不前，针灸技术在医疗体系中的地位日益边缘化。

尽管如此，针灸由于其经济性和显著的治疗效果，仍然在民间广泛流传。许多普通百姓依然信赖并使用针灸疗法来治疗各种疾病，针灸在民间医疗中保持了一定的生命力。部分有识之士意识到针灸学术的危机，积极行动起来，致力于保护和传承这一宝贵的医学遗产。

承淡安等一批中医学者创办了针灸学社和学校，致力于针灸学的研究和教学。这些学者不仅整理和出版古代针灸文献，还积极推动针灸技术的现代化和标准化。他们的努力为针灸学的保护和传承做出了重要贡献，使这一传统医学技艺在艰难的环境中得以延续。

虽然清代针灸学面临困境，但正是在逆境中坚持不懈的努力，为后来针灸学的复兴奠定了基础。进入20世纪后，随着中医药的重新兴起和国家政策的支持，针灸学重新得到了重视和推广。承淡安等人的工作不仅为保存传统针灸学术做出了贡献，还为后来的针灸研究和教育提供了宝贵的资源和经验。

总之，清代的针灸学术虽然经历了低谷时期，但在民间的广泛应用和一些学者的保护下，针灸学得以保存和传承。这一时期的历史教训提醒我们，传统医学的传承需要持续的关注和支持，同时也显示了针灸学在面对挑战时的顽强生命力和广泛的社会基础。

（五）针灸学术的繁荣时期

中华人民共和国成立后，国家大力支持中医针灸事业的发展，这一政策极大地促进了针灸学在全国范围内的复兴和繁荣。各地相继建立了中医院校和研究机构，针灸学被纳入中医院校的必修课程。20 世纪 80 年代，各大中医院校纷纷设立针灸系，开设了针灸学硕士和博士研究生课程，建立了完整的教学、医疗和科研体系。这一举措不仅提升了针灸学的学术水平，也为培养高素质的针灸专业人才奠定了基础。

随着国家对中医针灸事业的重视，针灸学科迅速发展并取得了丰硕的成果。20 世纪 50 年代初期，针灸学者主要集中在整理古代文献，探讨针灸的适应证和疗效。通过对历史文献的整理和分析，学者系统总结了前人的经验，为现代针灸学的研究提供了丰富的资料和理论依据。到 20 世纪 50 年代后期至 20 世纪 60 年代，针灸学者进一步深入研究古代文献的内容，进行系统的临床疗效总结，并开始开展实验研究。这一阶段的工作为针灸疗法的科学化和规范化奠定了基础。

进入 20 世纪 70 年代以来，针灸学者开始广泛应用现代科学技术手段，对针灸的作用机制进行了深入研究。特别是在针刺镇痛和针刺麻醉领域，取得了显著的进展。研究表明，针刺可以通过神经系统调节疼痛，具有显著的镇痛效果，这一发现为针灸在现代医学中的应用开辟了新的方向。随着研究的深入，针灸治疗的病种不断扩大。现代文献记载，针灸适应证已达 461 种，并且科学地划分了针灸病谱，为临床应用提供了明确的指导。

2006年，国家科技部启动了针灸专项研究计划，包括973计划和“十一五”科技支撑计划。这些研究计划旨在加强对针灸学科的科学研究，推动其现代化和国际化发展。通过这些计划，国家对针灸学的研究和发展提供了重要支持，不仅促进了国内针灸学术的繁荣，也增强了针灸在国际医学界的影响力。

这些研究计划的实施，为针灸学科带来了新的发展契机。科学家通过多学科的合作，深入探讨了针灸的生物学机制、疗效评估和临床应用，推动了针灸学的现代化发展。同时，国家的支持也促进了针灸学在全球范围内的推广和应用，为全球医疗事业做出了重要贡献。

综上所述，中医针灸事业在国家政策的支持下迅速发展，形成了完整的教学、科研和医疗体系。通过持续的研究和创新，针灸学不仅巩固了其在中医体系中的地位，还通过现代科学手段提升了其临床应用的效果。

（六）针灸学的对外交流与传播

针灸学在其数千年的发展过程中，不仅对我国人民的医疗保健事业发挥了重要作用，也逐渐为全球人民的健康提供了独特的治疗手段。针灸学的国际传播可以追溯到公元6世纪，其影响力逐渐扩展到朝鲜、日本等东亚国家。

在朝鲜，新罗王朝时期（公元693年）已经设立了“针博士”，专门教授针灸技术，显示出针灸学在该地区的早期传播和应用。公元562年，中国将《针经》赠送给日本的钦明天皇，吴人知聪携带《明堂图》和《针灸甲乙经》传至日本，这一举动极大促进了针灸学在日本的传播。此后，日本在公元702年颁布了大宝律令，仿照唐朝的医学教育制度，正式设立了针灸专业，这种学科设置至今仍在日本存在，显示出其长久的影响力。

针灸学也传播到了东南亚和印度次大陆。6世纪时，敦煌人宋云将华佗的治疗方法介绍给印度北部的乌场国，为针灸在这一地区的传播奠定了基础。14世纪，针灸师邹庚到越南为当地贵族治病，进一步推动了针灸学在东南亚的传播和应用。

针灸学在欧洲的传播始于16世纪，法国成为欧洲针灸学术传播的主要中心。法国学者对针灸的研究和推广起到了关键作用，使针灸学在欧洲得以广泛传播。近年来，德国、美国、英国等国家也掀起了针灸热潮，针灸得到了这些国家和地区人民的认可，因此针灸治疗逐渐被纳入医疗保险体系。1979年12月，世界卫生组织向全球推荐43种适合针灸治疗的疾病，这一举措标志着针灸疗法在全球医疗界的正式认可和推广。

为适应针灸医学国际化发展的需求，中国成立了多个针灸国际培训中心，为世界各国培养了大量针灸人才。这些中心不仅教授基础针灸知识，还提供深入的临床培训，使学员能够掌握复杂的针灸技术。截至目前，全球已有190多个国家和地区在使用针灸治疗疾病的医疗机构，尤其在日本、朝鲜、加拿大、美国、德国等国，已经成立了中医学院或针灸学术研究机构。这些机构不仅教授和研究针灸疗法，还推动了针灸学的国际交流和合作。

1997年11月，美国国立卫生院举办了一场针刺疗法听证会，并明确指出起源于中国的针刺疗法对多种疾病具有显著的疗效，且作用确切、不良反应极小，具备广泛应用的潜力。这一听证会为针灸学在西方世界的进一步推广起到了重要作用。

2006年10月31日至11月2日，世界卫生组织西太平洋区在日本筑波国际会议中心举办了“针灸腧穴定位国际标准”会议。会议制定了关于人体十四经络、361个腧穴的国际标准。这一标准的制定，对于针灸学在全球范围的普及和推广具有里程碑式的意义。它不仅为全球针灸实践提供了统一的标准，也促进了不同文化背景下的针灸治疗的互通性和理解，为针灸学在国际上的进一步发展和推广奠定了基础。

总体而言，针灸学的对外交流与传播展示了其作为一种古老而有效的治疗方法的全球吸引力。从东亚到东南亚，再到欧洲和美洲，针灸学不断扩展其影响范围，成为全球医疗体系中不可或缺的一部分。未来，随着国际交流的进一步加深，针灸学将继续在全球范围内发挥其独特的医疗价值，为更多的人提供健康。

二、李氏针感传导疗法的发展

针感传导术是在诊断疾病的基础上，结合穴位局部解剖结构，运用熟练的针刺操作技术，掌握进针的角度方向和深度，运用提插捻转针刺手法，刺激相关穴位，命中所要针刺的相关神经，达到神经放射性传导至远端部位的针感技艺。患者会不由自主的出现肢体抽动即放电感至手或足，以起激发经气，来调整人体失调的功能而得到治疗疾病的效果，即通过经络的传导功能作用而取得的治疗效果。其适用于很多疾病的治疗，且无毒性反应，但要掌握好一定的刺激量和度。对部分病证能起到立竿见影或药物起不到的效果，关键是针感传导，没有理想的针感传导就没有理想的效果，绝不是针刺入人体后就了事那么简单，各人的针刺操作技术不一样，决定各人的疗效也不一样。一般通过师承或家传，言传身教、心领神会，掌握技术操作要领和难度才能达到传到远端部位的针感，这是李氏针刺治疗技术一绝，此技术在古代医著和现代高等院校教材中没有专门做出具体操作介绍，这种技术在《黄帝内经》中和历代医家都有所论述，即“中气穴，则针游于巷”“刺之要，气至而有效”“气至病所”等。

李氏针感传导疗法是针灸学发展过程中一种独特的中医针灸技术，其发展不仅是一个家族对中医学术的传承和创新的体现，也反映了中医针灸学发展的必然趋势和历史轨迹。该疗法的演变和成熟过程，与针灸学的发展密不可分，从早期的经验积累到现代的科学理论支持，展示了中医针灸在全球医学领域中的逐步提升和国际化进程。

1. 李荫芝先生的开创时期

李氏中医诊所起源可以追溯到20世纪30年代，创始人李荫芝先生（1916—2000年）在原清江市（淮安市前身）东大街菜市巷头行医。早年拜淮安名医谭继安先生门下，攻读中医内科，尤其擅长脾胃病、黄疸的诊疗，在有较强的中医理论基础的前提下，后自研针灸学，为运用中医内科和针灸两学科治疗疾病打下基础，在本地享有较高群众信仰，吸引了慕名前来诊治的苏皖边区政府主席李一氓先生治疗疾病，将李主席疾病治愈并得到好评，此经历记录在《李一氓自传》里。于20世纪50年代中期李荫芝将中医内科和针灸学传承给长子李树人。

2. 李树人主任的传承与发展

李树人在继承了父亲李荫芝的中医内科和针灸学的基础上，于1956年在江苏省中医学校针灸训练班结业，于1957年在原清江市（淮安市前身）东大街菜市巷头行医，开启了职业生涯。后因工作需要，李树人于1970年工作调至淮安市城中人民医院担任针灸临床一线工作，担任中医副主任医师。于1998年退休，随后申请创办了李树人中医诊所至今。在从医近70年工作中，得到了广大群众的信仰和爱戴，每日诊疗的患者络绎不绝。在诊治疾病中运用熟练的针刺操作技术手法在实践中发现有的穴位出现针感有传导现象，这是李氏针感传导疗法的启蒙出现。感到有这种针感传导出现比酸、胀、重、痛针感效果好，后在发现该疗法适用于多种疾病的治疗和适用于多穴位的针刺治疗，扩大了该疗法的治疗面（病种）。李树人将中医针灸技术和针感传导疗法于1977年传给儿子李明高。

3. 李明高主任的创新与完善

李明高1977年拜父亲李树人为师，继承了中医针灸技术和针感传导疗法，于1978年在淮安市城中人民医院任针灸临床一线工作，至今近50年，担任中医副主任医师。

1983—1986年分别在江苏省中医院进修针灸临床和南京中医学院（南京中医药大学前身）针灸系进修理论并参加了全国针灸临床医师理论进修班，先后拜邱茂良教授、肖少卿教授为师，于2011年毕业于北京中医药大学针灸专业。2019年退休后申请创办了李明高中医诊所。在从医近50年中，治疗了大量的常见病、多发病和部分疑难病证，技术不断锤炼和提高，熟练地掌握和运用家传中医针灸和针感传导疗法治疗多种疾病，有的病证常起到立竿见影的效果。李明高在多年的临床实践中，运用中医针灸、经络腧穴、刺法灸法学，结合现代医学的解剖学和神经学理论，对针感传导疗法进行了深入研究。他提出了针感传导属物理刺激生理学机制，产生神经电兴奋传导至中枢神经系统，从而调节内脏功能和免疫系统。这一阶段的李氏针感传导疗法，已经从单纯的经验性操作发展成为具有科学理论依据的治疗体系。李明高还将这一疗法推广至更广泛的治疗领域，包括呼吸系统、泌尿生殖系统、消化系统、运动系统和神经系统疾病。其针感传导术在临床应用中显示了非凡的效果，受到了患者和同行们的广泛认可，得到了江苏省政府审批公布的省级第五批非物质文化遗产针灸项目名录，李明高中医诊所被江苏省文化和旅游厅列为非遗保护单位。弥补了历代医著及现高等院校针灸教材中对针感传导现象只有零星记载，但没有做具体详细的和科学的介绍及运用。由于李明高有了一定的理论功底，对针感传导疗法进行了由实践感性认识上升到理性认识的高度总结，首先提出了针感传导疗法的学术思想，并有相关论文进行了报道，对针感传导疗法适用于何种病证、如何针刺操作、刺中何经络、神经组织及刺激量的把握程度都做了具体的介绍和总结。在整理申报区级、市级、省级非物质文化遗产针灸项目时进行了专业性、系统性、科学性的阐述，将针感传导疗法发扬光大、造福于民。遵循国家提出“保护为主、抢救第一、守正创新、发展经济”的号召。李明高将中医针灸技术和针感传导疗法于2007年传给儿子李德臣。

4. 李德臣医师的现代化发展

李德臣于2007年拜父亲李明高为师，继承了家传中医针灸疗法和针感传导技术，于2011年毕业于山东中医药大学中医专业，并在淮安市城中人民医院任中医针灸临床一线工作，至今达15年，于2019年考取了执业中医师资格，同年随父亲李明高退休后共同申请创办了李明高中医诊所并任中医针灸工作。响应国家大力扶持发展中医药事业，鼓励中医个体开业的号召，走自主创业道路，发展民营医疗机构，解决老百姓看病难、看病贵等问题，为广大患者解除疾苦并多次收到患者赠送的锦旗、感谢信和淮安市电视台的采访。现为省级非物质文化遗产针灸项目第四代传承人、市级老字号继承人。并在国际、国内、省级医学专刊上发表 5 篇专业学术论文。

李德臣走家传师承和高校教育双结合的路子，发挥双重优势在家传中医诊疗的基础上，将现代医学的研究方法和技术手段引入针感传导疗法的研究中。李德臣通过多年的临床实践，不断完善和验证这一疗法的理论和价值。李德臣掌握了父亲李明高传承独特的“针感传导术”和主要的学术思想，认为衷中参西，诊病辨证为先，立法组穴为要，操作技术为关键，力求针感传导术，疗效是标准和目的。他的研究进一步证明了针感传导疗法在治疗呼吸系统、消化系统、神经系统、运动系统、心脑血管系统、泌尿生殖系统等疾病中的有效性。李德臣的临床实践和研究不断推动李氏针感传导术的深入发展和运用，使这一技术更加精细化、系统化、科学化，为行业中后起之秀提供了宝贵的经验和技术指导。

三、李氏针感传导疗法与针灸学发展的必然联系

1. 经络理论的核心地位

李氏针感传导疗法的发展，与中医针灸学中经络理论的深入研究密不可分。经络理论是中医针灸学的核心基础，认为人体内有一套复杂的经络系统，通过这些经络，气血得以在全身流通，维持人体的健康状态。李氏针感传导疗法中的“针感”即通过针刺经络腧穴，引导气血运行，调节脏腑功能。这一疗法的核心在于对经络理论的实际应用和深度理解，这也是针灸学发展的一个必然趋势。

经络理论的核心地位在于其对人体功能的整体性描述。经络不仅是气血运行的通道，也是疾病发生和治疗的关键所在。李氏针感传导疗法的理论基础在于通过针刺激发经络的活力，使气血运行更加通畅，从而达到调理脏腑、平衡阴阳的效果。这一理论与针灸学的发展密切相关，因为经络理论是针灸疗效的基础。

2. 针灸学的系统化

李氏针感传导疗法的发展历程体现了针灸学从经验医学向系统化、理论化、科学化发展的趋势。从李荫芝到李树人、李明高、李德臣，家族四代人不断探索和实践，将原本依赖个人经验的针感传导疗法，发展为系统化的治疗方法。特别是在李明高时期，针感传导疗法引入了现代解剖学和生理学的理论，将传统的针灸经验与现代科学相结合。这一发展过程反映了针灸学从传统到现代的转变，即从简单的经验总结到系统的理论建构，从单一的治疗手段到多学科的交叉融合。

系统化的发展不仅表现在理论层面，也表现在临床应用和教学实践中。李氏针感传导疗法在临床上的广泛应用，为其系统化奠定了实践基础。通过不断的临床实践和病例总结，李氏针感传导疗法逐渐形成了系统的理论体系和操作规范。这一过程也促使针灸学从传统的经验医学向现代科学的系统医学转变，使针灸疗法在现代医学中占据了重要地位和对每个治疗穴位做了具体的操作要求。

3. 临床疗效的验证

李氏针感传导疗法的发展与针灸学在临床实践中的验证紧密相连。通过大量的临床实践，李氏家族不断验证和修正针感传导疗法的理论和技术，使其在治疗各类疾病中的应用更加广泛，特别是对某些急性病常起到立竿见影的效果，对治疗慢性病和疑难杂症方面，针感传导疗法表现出独特的优势，这也推动了针灸学的临床应用研究。大量的临床数据证明，针感传导疗法在缓解疼痛、调节免疫、改善内脏功能等方面具有显著的疗效和实用价值，这为其在国内外的推广奠定了坚实的基础。

李氏针感传导疗法的临床验证不仅提升了其在中医针灸学中的地位，也促进了针灸学的发展。通过对大量临床案例的分析，李氏家族总结出了一套适合不同疾病的治疗方案，这些方案不仅涵盖了传统的针灸适应证，还拓展了针灸的应用范围。例如，针感传导疗法在治疗呼吸系统疾病、消化系统疾病、神经系统疾病、运动系统疾病等方面表现出色，这些临床疗效的验证为针灸学的进一步发展提供了丰富的经验和数据支持。

4. 国际化和现代化的发展

随着全球化的发展，针灸学的国际影响力逐渐扩大，李氏针感传导疗法也随之走向国际。李氏家族积极参与国际学术交流，将针感传导疗法推广到更多国家和地区。这一过程反映了针灸学在现代化和国际化发展中的必然趋势，即通过现代科学的验证和国际化的传播，扩大针灸学的影响力和应用范围。李氏针感传导疗法的国际推广，不仅增强了中医针灸在全球医学领域的地位，也促进了不同文化之间的医学交流与合作。

在国际化过程中，李氏针感传导疗法面对着不同文化、不同医学体系的挑战和机遇。李氏家族通过国际会议、学术交流、培训班等形式，积极推广针感传导疗法。特别是在欧美国家，针灸逐渐被纳入主流医学体系，李氏针感传导疗法作为一种独特的中医疗法，也得到了广泛关注。通过与现代医学的对话和合作，李氏针感传导疗法不仅传播了中医文化，也促进了中西医结合的研究和发展。

李氏针感传导疗法的发展历程，不仅是一个家族对中医针灸技艺的传承和创新，也是针灸学发展的缩影。其从传统到现代的演变，从经验到理论的升华，从地方到国际的传播，都体现了针灸学发展的必然规律。李氏针感传导疗法在针灸学中的独特地位，展示了经络理论的核心作用，系统化和理论化的必然趋势，以及临床疗效的验证和国际化发展的重要性。未来，随着科学技术的进步和国际交流的深化，李氏针感传导疗法和针灸学将继续为全球医疗健康事业贡献更多的智慧和力量。

李氏针感传导疗法不仅是中医针灸学中的一个独特门派，更是中医文化在现代医学发展中的一个重要体现。通过不断的创新和发展，李氏针感传导疗法不仅丰富了针灸学的理论和实践，也为现代医学提供了一种新的治疗思路和方法。未来，随着中医针灸的国际化进程，李氏针感传导疗法有望在全球范围内发挥更大的作用，为人类健康事业做出更大的贡献。

第二章　李氏针感传导疗法的临床价值

李氏针感传导疗法是一种独特的中医针灸治疗方法，其在临床实践中显示出显著的治疗效果和广泛的适应证。该疗法通过特定的针刺手法，使患者产生明显的针感，并通过这种针感传导至远端以治疗疾病。本文将从中医针灸的角度，详细探讨李氏针感传导疗法的临床价值，包括其在调节经络气血、平衡阴阳、改善内脏功能、缓解疼痛、调节神经系统、增强免疫功能、调节心理和情绪、促进康复及预防保健等方面的作用。

一、调节经络气血

中医理论认为，人体的健康状态依赖于气血的正常运行，而经络则是气血运行的通道。经络系统的通畅与否直接影响人体的生理功能和病理变化。李氏针感传导疗法通过针刺相关的腧穴和运用熟练的针刺操作技术，使患者产生针感，这种针感的产生和传导是气血运行的体现。通过针刺腧穴，调节气血的运行，从而达到疏通经络、调和气血的目的。

1. 疏通经络

李氏针感传导疗法在临床实践中，通过针刺相关的经络腧穴，可以有效疏通经络。例如，在治疗某些急性病（如小儿高热惊厥）起醒脑开窍作用，一般 3 ～ 5 分钟患儿逐渐意识清楚，角弓反张、四肢抽搐、两目上视、口吐涎沫等症状逐渐消失，是针灸学立竿见影的病种之一。例如，下肢痉挛抽筋起舒筋松解作用、急性腰扭伤起化瘀镇痛、矫正体形作用、腹股沟大腿内收肌群疼痛起疏通镇痛松解作用等，这些病种都有立竿见影的效果。这类病种比任何药物见效快、效果好，有的在相关论文中已做了相关报道。在治疗慢性疼痛、关节炎等病证时，通过针刺关节附近的腧穴，产生针感并传导至病变部位，有助于缓解局部的经络阻滞，从而减轻疼痛，改善关节功能。经络不通则痛，疏通经络不仅有助于缓解疼痛，还能改善局部血液循环，促进组织修复。

2. 调和气血

气血调和是中医治疗疾病的重要原则。李氏针感传导疗法通过针刺，使气血运行得以调节，从而改善人体的整体状态。在治疗贫血、气虚、血瘀等症状时，针感的产生和传导能够促进血液循环，补气养血、增强机体的营养供应和代谢功能，起到滋补气血的作用。例如，治疗气虚乏力的患者，通过针刺足三里、气海、三阴交等穴位，可以补气健脾，生化气血来源，增强体力、提高机体免疫力，以达到抗病能力。此外，在女性月经不调、痛经等妇科疾病的治疗中，针刺相关的腧穴可以调节冲任。促进气血的运行，可起到活血化瘀调经的作用，缓解症状，提高患者的生活质量。

二、平衡阴阳

中医学认为，人体的健康状态依赖于阴阳的平衡。阴阳失调是导致疾病发生的根本原因之一。李氏针感传导疗法通过针刺相关的穴位，可以调节人体的阴阳平衡，修复和激发脏腑失调的功能，从而让机体恢复和维护健康。

1. 调节阴阳平衡

在临床实践中，李氏针感传导疗法被广泛应用于治疗由阴阳失调引起的各种疾病。例如，在治疗失眠、焦虑、抑郁等精神系统疾病时，通过针刺神门、内关等穴位，可以调节心神，安定情绪，恢复阴阳平衡。神门穴属心经，主治心神不宁；内关穴则属心包经，有宁心安神之效。针刺这些穴位，可以帮助患者缓解情绪波动，改善睡眠质量。在治疗热症、燥症等由阳盛阴虚引起的病证时，针刺合谷、曲池等穴位，可以清热泻火，调节阴阳，从而缓解症状。这种调节阴阳平衡的作用，是中医治疗的核心理念之一。

2. 补虚泻实

李氏针感传导疗法不仅能够调节阴阳平衡，还具有补虚泻实的作用。

中医认为，虚证和实证是疾病的两大基本证型。虚证常表现为气血不足、脏腑功能减退，而实证则表现为邪气实盛、气血运行不畅。通过针刺相关的腧穴，可以根据不同的病证采取补虚或泻实的治疗策略。例如，在治疗虚证（如气虚、血虚）时，可以用补法针刺足三里、关元等补益之穴，以补充气血，增强体质；而在治疗实证如小儿高热惊厥、急性痛经时，可以针刺水沟、合谷、太冲等用泻法，以起到醒脑开窍息风作用。关元、三阴交、太溪、太冲等用泻法以起到调理冲任、活血化瘀镇痛的作用。针感的强弱和传导效果也是判断补虚泻实效果的依据之一。

三、改善内脏功能

内脏功能的正常与否对人体健康至关重要。李氏针感传导疗法通过疏通调节经络气血的运行，可以直接影响内脏的功能状态，达到改善内脏功能的目的。

1. 调节脏腑功能

中医认为，脏腑的功能失调是许多疾病的根本原因。李氏针感传导疗法在治疗消化系统疾病、呼吸系统疾病、泌尿生殖系统疾病等方面显示出良好的疗效。例如，在治疗胃炎、胃溃疡等消化系统疾病时，通过针刺足三里、中脘等腧穴，可以调节胃肠功能，缓解症状。足三里为胃经下合穴，“合治内腑”，具有调理胃肠、健脾益气之功效；中脘为胃的募穴，有和胃降逆、消积止痛之功效。在治疗哮喘、慢性支气管炎等呼吸系统疾病时，通过针刺肺俞、膻中等穴位，可以疏通肺气，宣肺肃降，缓解气道阻塞，改善呼吸功能。肺俞为肺的背俞穴，有宣肺理气、止咳平喘的作用；膻中为任脉、气之会穴，有宽胸理气、宣肺降气平喘之功效。

2. 促进内分泌平衡

李氏针感传导疗法还可以通过调节内分泌系统的功能，达到治疗疾病的目的。在治疗内分泌失调相关疾病（如甲状腺功能亢进症、糖尿病等）时，通过针刺人迎、水突、内关、太溪、合谷、太冲、天枢、关元、肾俞、足三里、三阴交等穴位，可以调节内分泌系统平衡的功能，改善病情。例如，治疗甲状腺功能亢进症时，通过针刺内关、合谷等穴位，可以调节甲状腺的分泌功能，缓解症状。内关为心包经络穴，有宁心安神、调节内分泌之效；合谷为大肠经原穴，有清热解表、调节气血之功效。在治疗糖尿病时，通过针刺足三里、三阴交等穴位，可以调节胰岛功能，改善血糖代谢。三阴交为脾经交会穴，有调和脾胃、调节内分泌之功效。

四、缓解疼痛

疼痛是临床上常见的症状，也是患者寻求治疗的主要病因之一。李氏针感传导疗法在缓解和镇痛方面具有显著的临床效果。

1. 针刺镇痛机制

李氏针感传导疗法通过针刺相关的腧穴，使患者产生针感，这种针感的产生和传导被认为与疼痛的缓解和镇痛有直接关系。现代研究表明，针刺可以通过调节神经系统的功能，释放内源性镇痛物质，如内啡肽，从而达到镇痛的效果。在临床实践中，李氏针感传导疗法在治疗头痛、颈椎病、腰椎间盘突出症等疼痛性疾病中显示出显著的镇痛效果。例如，在治疗头痛时，针刺风池、合谷、百会、太阳等穴位可起到疏通经络、活血镇痛等作用，缓解头痛症状。风池为胆经经穴，有疏风解表、清头明目之效；合谷为大肠经原穴，有通经活络、镇痛止痛之功效。

2. 促进血液循环

血液循环的改善是缓解疼痛的重要机制之一。李氏针感传导疗法通过针刺相关的腧穴，促进局部血液循环，从而减轻炎症反应和组织水肿，缓解疼痛。例如，在治疗关节炎时，通过针刺关节周围的腧穴，可以改善关节的血液循环，减轻炎症，缓解疼痛，提高关节活动度，使全身气血畅通，以达到整体调节的效果。

五、调节神经系统

神经系统的功能失调是许多疾病的病因之一。李氏针感传导疗法通过调节神经系统的功能，可以有效治疗神经系统相关疾病。

1. 调节自主神经功能

自主神经系统包括交感神经和副交感神经，其功能的协调和平衡对于维持人体内环境的稳定至关重要。李氏针感传导疗法通过针刺相关的腧穴，可以调节自主神经的功能，恢复神经系统的平衡。在治疗焦虑、失眠、高血压等病证时，针刺神门、太冲、足三里、百会等穴位可以调节交感神经的兴奋性，降低血压，改善睡眠质量。例如，针刺百会穴可以调节大脑皮层功能，缓解焦虑情绪，有潜阳降压、镇静安神的作用；针刺足三里可以调节脾胃功能，改善睡眠，“脾主升、胃主降”，故胃得和则卧得安。

2. 促进神经再生和功能恢复

李氏针感传导疗法在治疗中风后遗症、面瘫等神经系统疾病中也显示出显著的疗效。通过针刺相关穴位，如风府、风池、合谷、环跳、太冲等，可以促进脑神经修复再生和功能恢复，加速脑神经损伤后的恢复过程。这对于提高患者的生活质量、恢复运动功能和缓解神经病变具有重要意义。治疗面瘫时，针刺地仓、颊车、合谷等穴位，可以促进面神经的修复功能，提高面部表情肌的功能活动。

六、促进免疫功能屏障

李氏针感传导疗法通过调节免疫系统的功能，可以增强机体的免疫系统是人体防御疾病的主要免疫力，预防和治疗感染性疾病及免疫相关疾病。

1. 增强免疫力

通过针刺相关的腧穴，李氏针感传导疗法可以增强机体的免疫功能，提高对病原微生物的抵抗力。在治疗感冒、流感等呼吸系统感染性疾病时，通过针刺大椎、风池、合谷、列缺等穴位，可以增强免疫力，缩短病程，减少并发症。例如，针刺大椎穴可以促进白细胞的生成，增强机体的免疫功能；针刺风池穴可以疏风解表、清利头目、预防感冒；合谷、列缺为表里经“原络配穴法”，具有宣肺解表作用，适用于风寒或风热表证。

2. 调节免疫平衡

在治疗自身免疫性疾病（如类风湿关节炎、萎缩性胃炎等）时，李氏针感传导疗法通过针刺相关穴位，可以调节免疫系统的功能，恢复免疫平衡，减轻症状。针刺足三里、三阴交等穴位可以调节免疫反应，减少炎症介质的释放，缓解疼痛和关节肿胀。例如，针刺足三里穴可以增强机体的抗炎能力，减轻类风湿性关节炎的症状。针刺中脘、梁门、巨阙、足三里、三阴交、胃俞等穴，可以增强脾胃，提高消化系统免疫功能。

七、调节心理和情绪

心理和情绪状态对健康有着重要影响。李氏针感传导疗法在调节心理和情绪方面也具有重要的临床价值。

1. 缓解压力和焦虑

现代生活中，心理压力和焦虑情绪已成为常见的健康问题。李氏针感传导疗法通过针刺相关的腧穴，可以缓解压力和焦虑。在治疗焦虑症、抑郁症等情绪障碍时，针刺神门、内关、百会、太冲、印堂等穴位可以调节中枢神经系统的功能，促进内源性镇静物质的释放，缓解焦虑和抑郁情绪。例如，针刺神门、内关穴可起宁心安神、宽胸理气解郁的作用，缓解焦虑；针刺印堂、百会穴可起镇静安神的作用，缓解抑郁情绪、针刺太冲穴可起到疏肝解郁、调畅气机的作用。

2. 改善情绪和睡眠

李氏针感传导疗法还可以通过调节神经系统和内分泌系统的功能，改善情绪和睡眠质量。在治疗失眠、抑郁等症状时，针刺神门、风池、内关、印堂、百会、照海、申脉、太冲等穴位可起到交通心肾，解郁安神之功，以调节情绪，改善睡眠，提高患者的生活质量。例如，针刺风池穴可起到镇静安神的作用；针刺照海、申脉穴可起到调节阴阳跷脉，达到安神入眠之功效。

八、促进康复

康复是现代医学的重要组成部分，特别是在治疗慢性病和老年病方面。李氏针感传导疗法在促进康复方面具有显著的临床价值。

1. 促进术后康复

术后康复是外科手术后患者面临的重要问题。李氏针感传导疗法可以通过调节气血、促进血液循环、增强免疫力等方式，加速术后恢复。在术后康复过程中，针刺相关穴位可以缓解疼痛、减少术后并发症、促进伤口愈合及功能恢复。例如，针刺足三里、合谷等相关穴位可以增强机体免疫力，达到抗病能力，促进术后恢复，减轻术后疼痛，促进伤口愈合。

2. 促进老年病康复

随着人口老龄化，老年病的康复成为一个重要的健康问题。李氏针感传导疗法在治疗老年病方面具有显著的优势。通过针刺相关穴位，可以改善老年人的代谢功能、增强免疫力、调节心理和情绪，改善功能退变状态和恢复机体功能，从而提高老年人的生活质量，达到康复治愈疾病的目的。例如，脑中风后遗症的恢复、糖尿病、高血压、退行性改变的酸疼病等。

3. 清热解毒、祛瘀排脓（消炎）

临床上炎症大体上分为两类：一是无菌性炎症，如面神经炎、肱骨外上髁炎、退行性增生性膝关节炎、肩周炎等，针灸治疗这类疾病具有活血化瘀、消炎、消水肿、镇痛等治疗作用。二是有菌性炎症，如中耳炎、肠炎、局部痈疖红肿热痛等，对痈疖红肿热痛根据病情用粗针针刺局部 3 ～ 5 针，不留针，最好局部出血或流脓，随即用口径适中的火罐吸拔局部10分钟将内脓瘀血吸拔排出体外，具有清热解毒、祛瘀排（拔）脓、消肿散结的作用，对局部消炎有很好的效果，效果强于药物作用，起到对局部直接消炎、消除水肿、排痈散结、清热消肿等目的。此外，针灸有扶正气、调动机体免疫力达到抗病和吞噬细菌病毒的能力。针灸对大面积感染炎症效果较差，应以针药结合，效果更好。

九、预防保健

除了治疗疾病，李氏针感传导疗法还具有预防保健的功能。

1. 预防疾病

通过定期针刺相关穴位，可以调节机体的整体功能，增强免疫力，提高对疾病的抵抗力，从而达到预防疾病的目的。特别是在季节变化、气候突变等情况下，李氏针感传导疗法可以通过针刺相关穴位（如足三里、风池、大椎等）预防感冒、咳嗽等感染性疾病。例如，针刺足三里穴可以增强免疫功能，预防感冒，古人曰：“要得安，三里常不干。”针刺风池穴可以疏风散寒解表，防止感冒、咳嗽等细菌、病毒的侵袭。

2. 养生保健

李氏针感传导疗法还可以用于养生保健，通过调节气血、平衡阴阳、调节脏腑功能等方式，维护和促进健康。在日常保健中，针刺足三里、关元、气海等穴位可以增强体质、改善功能、提高生活质量。例如，针刺足三里穴可以增强体质，预防疾病；针刺关元、气海穴可以补肾壮元益气，增强免疫功能，以达到预防疾病的目的。

李氏针感传导疗法作为一种独特的中医针灸疗法，具有广泛的临床适应证和显著的治疗效果。其通过调节经络气血、平衡阴阳、改善内脏功能、缓解疼痛、调节神经系统、增强免疫功能、调节心理和情绪等多方面的作用，在治疗各种急（慢）性病、疑难杂症和康复保健中发挥了重要作用。随着现代医学技术的发展，李氏针感传导疗法在现代临床医学中的应用和研究前景将更加广阔。通过深入研究和推广，李氏针感传导疗法不仅有助于中医针灸学的发展，也将为全球医疗健康事业做出更大的贡献。

第二篇　应用篇

第三章　呼吸系统病证

第一节　感冒

一、概述

感冒是常见的外感疾病，四时均可发生，尤以冬、春两季气候骤变时为多。根据病情的不同，轻者称为“伤风”，重者称为“时行感冒”。临床表现以鼻塞、流涕、咳嗽、头痛、恶寒发热、全身不适为特征。由于感邪之不同、体质强弱不一，证候可表现为风寒、风热两大类，并有夹湿、夹暑的兼证，以及体虚感冒的差别。

西医学的上呼吸道感染属中医的感冒范畴。西医学认为当人体受凉、淋雨、过度疲劳、与感冒患者接触感染等诱发因素，使全身或呼吸道局部防御功能降低时，则原已存在于呼吸道的或从外界侵入的病毒、细菌可迅速繁殖，引起本病，以鼻咽部炎症为主要表现。引起普通感冒的病毒主要为鼻病毒。

二、病因病机

感冒的发生主要由于体虚抗病力减弱，当气候急剧变化时，人体卫外功能不能适应，于是邪气由皮毛、口鼻而入，引起一系列肺经症状，由于外邪有偏寒偏热和人体反应的差异。因此，偏于寒则寒邪束表，肺气不宣，阳气郁阻，毛窍闭塞；偏于热则热邪灼肺，腠理疏泄，肺失清肃。感冒虽以风邪多见，但随季节不同，多夹时气或非时之气，如夹暑、夹湿等。

三、辨证

（1）风寒感冒则头痛，四肢酸痛，鼻塞流清涕，咽痒咳嗽，咳稀白痰，恶寒发热（或不发热），无汗，舌苔薄白，脉浮紧。

（2）风热感冒则发热汗出，头胀痛，咳嗽痰黄或稠，咽痛，口渴，鼻燥，舌红苔薄黄，脉浮数。

（3）夹湿则头重或昏如裹，胸闷纳呆。

（4）夹暑则汗出不解，心烦口渴。

四、治疗

（一）针灸治疗

1. 风寒感冒

（1）治法：祛风散寒解表。以手太阴、阳明及足太阳经穴为主。毫针浅刺用泻法；体虚者用平补平泻手法，并可用拔罐或灸法。

（2）主穴：列缺（图 3-1）、风门（图 3-2）、风池（图 3-3）、合谷（图 3-4）。

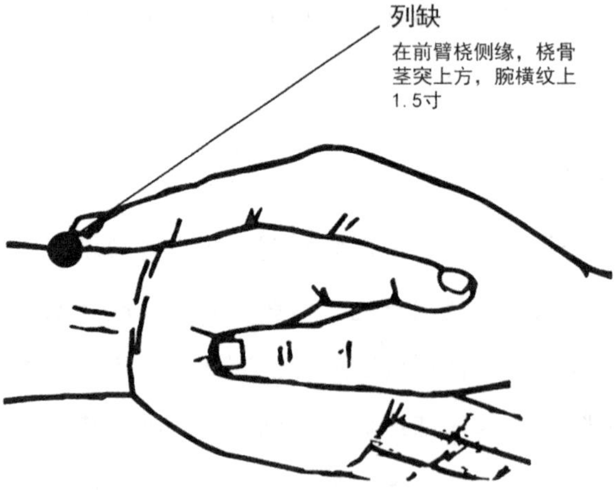

图 3-1　列缺穴位图解

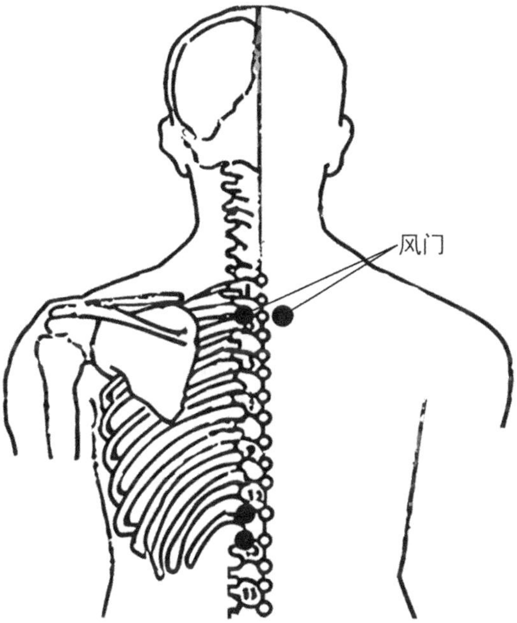

图 3-2 风门穴位图解

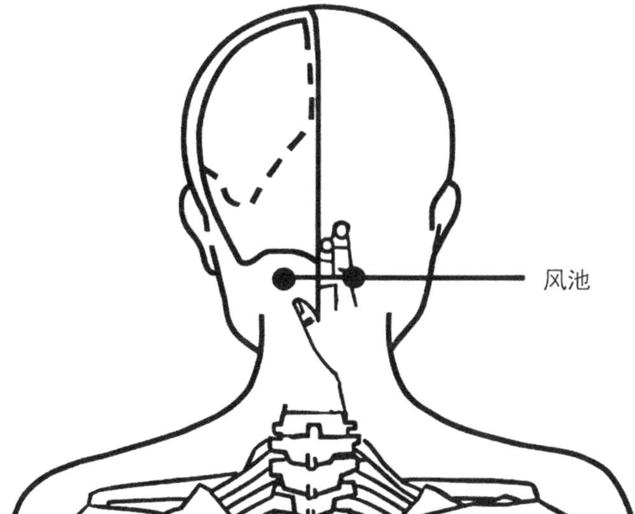

图 3-3 风池穴位图解

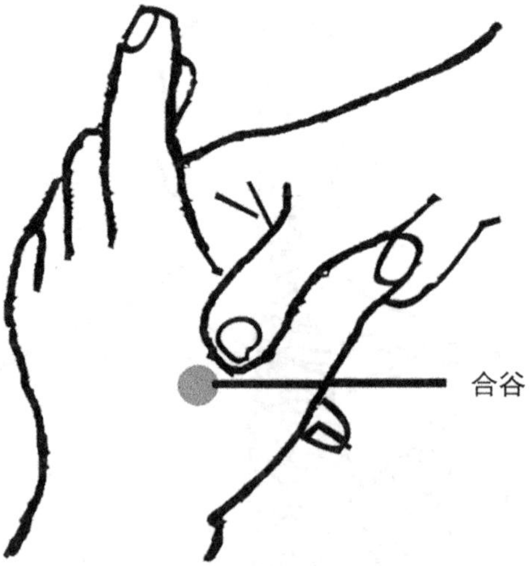

图 3-4　合谷穴位图解

（3）配穴：鼻塞流涕加攒竹（图 3-5）、迎香（图 3-6）；头痛加太阳（图 3-7）、印堂（图 3-8）；体虚加足三里（用灸法）（图 3-9）；全身酸痛加身柱（图 3-10）；无汗加复溜（图 3-11）。

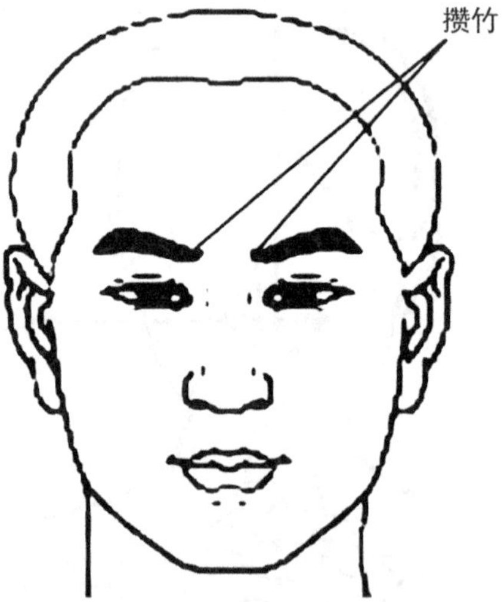

图 3-5　攒竹穴位图解

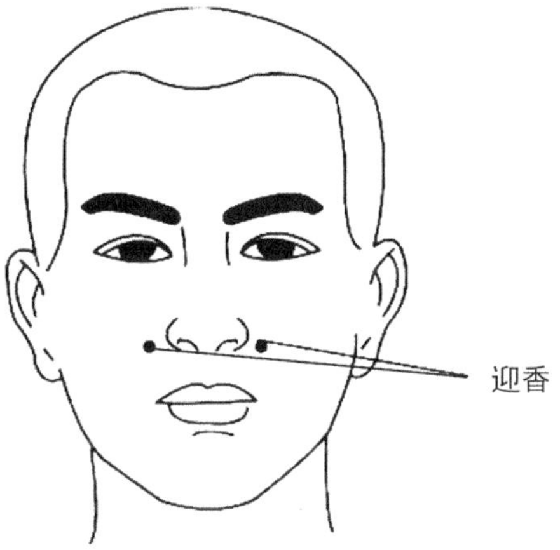

图 3-6　迎香穴位图解

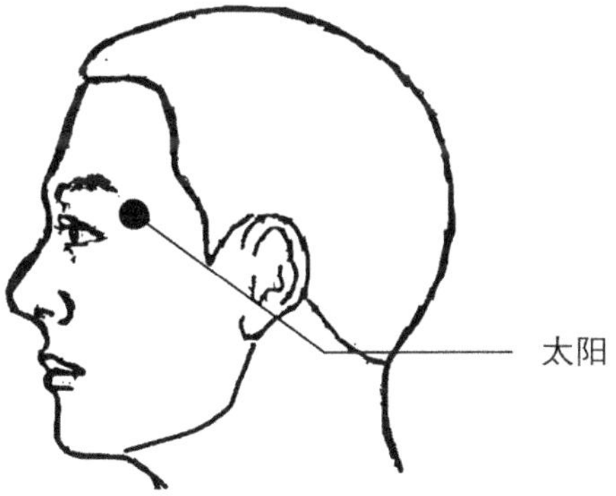

图 3-7　太阳穴位图解

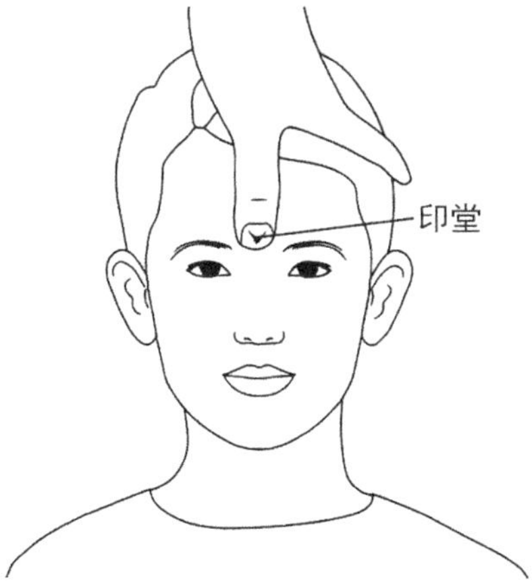

图 3-8　印堂穴位图解

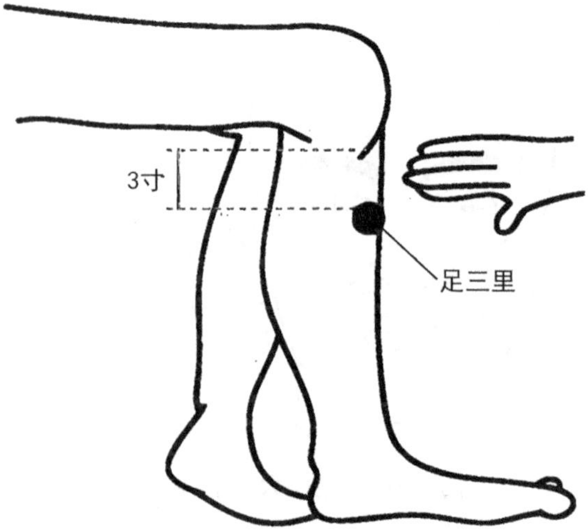

图 3-9　足三里穴位图解

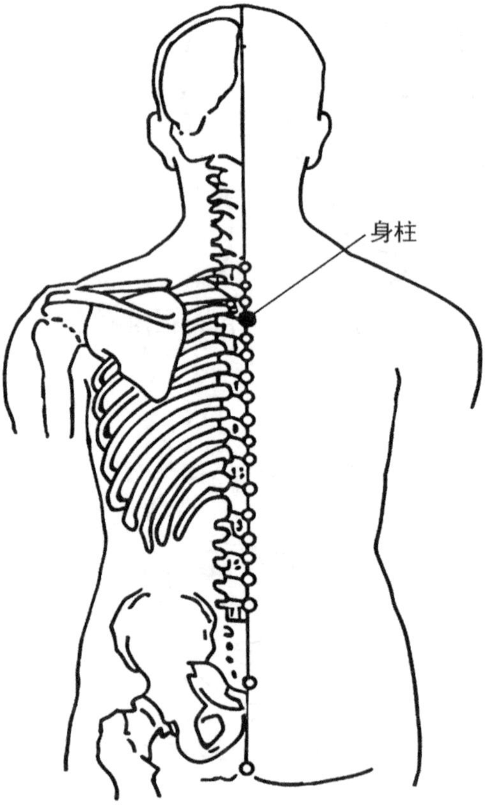

图 3-10　身柱穴位图解

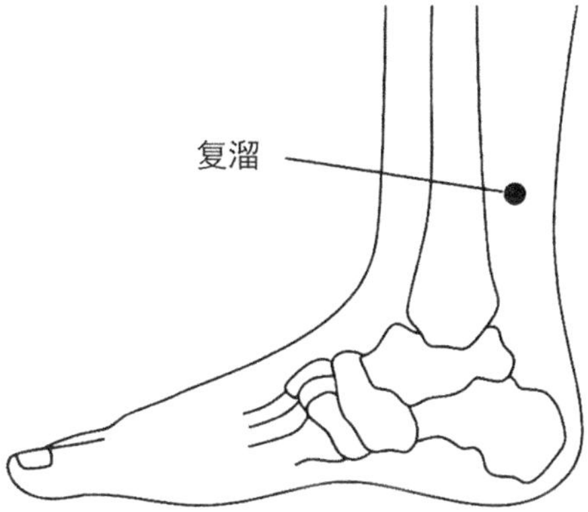

图 3-11　复溜穴位图解

（4）针刺操作：主穴用毫针泻法。列缺逆经而刺 6 分深，风池直刺 1 寸，合谷直刺 1.2 寸，攒竹向睛明（图 3-12）方向稍斜刺 3 分深，迎香向地仓（图 3-13）方向斜刺 5 分深，太阳向大迎（图 3-14）方向成 45° 斜刺 1.2 寸深，印堂向鼻根方向成 30° 斜刺 6 分深，足三里艾灸 15 分钟，大椎、身柱、复溜均直刺 8 分深，以上诸穴留针 20 分钟用平补平泻法，风门拔罐 10 分钟。

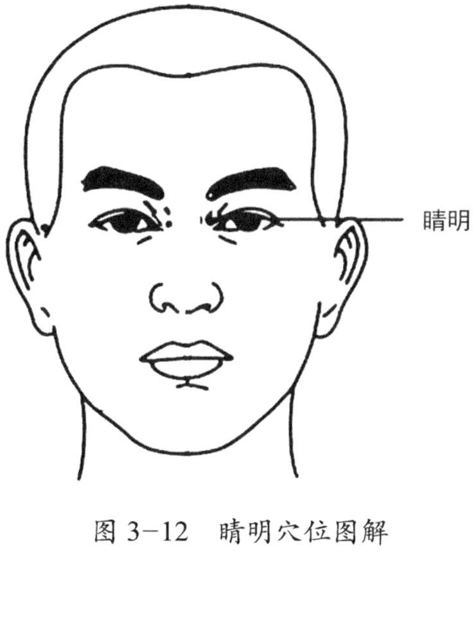

图 3-12　睛明穴位图解

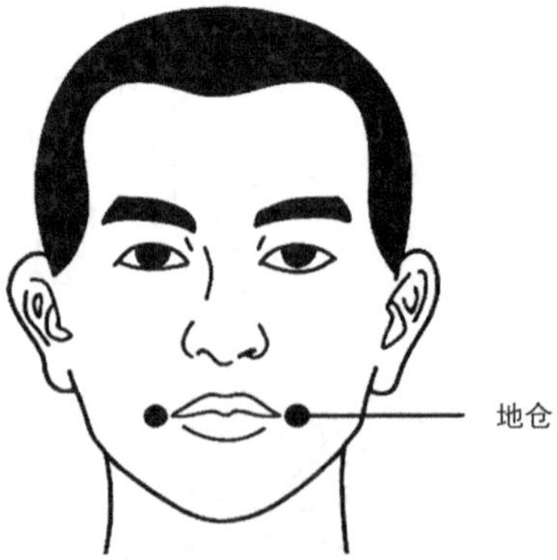

图 3-13　地仓穴位图解

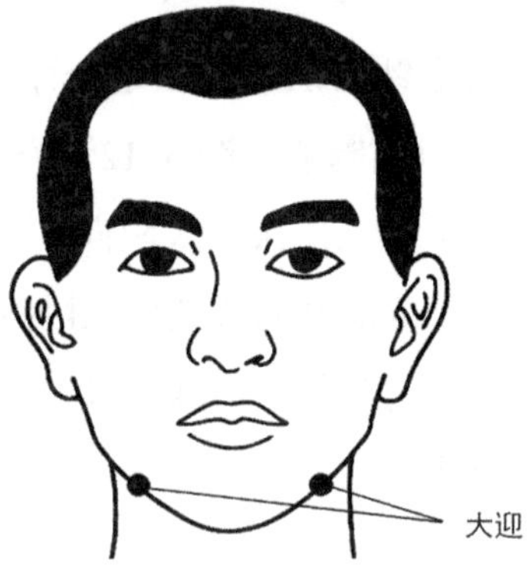

图 3-14　大迎穴穴位图解

（5）方义：本方以祛风解表散寒为主。肺合皮毛，寒邪束表，取肺经络穴列缺，毫针浅刺，以宣肺气而止咳嗽。太阳主一身之表，取风门以疏调太阳经气，散风寒解表邪以治恶寒发热，头身疼痛。阳维主阳主表，所以取足少阳、阳维会穴风池，以疏解表邪。太阴、阳明为表里，故取阳明原穴合谷，以祛邪解表。刺复溜针对无汗而起到发汗解表祛邪的作用。诸穴合用，以达到祛风散寒、解表宣肺气的目的。

2. 风热感冒

（1）治法：疏风清热解表。以手太阴、阳明、督脉及手少阳经穴为主。毫针浅刺用泻法。

（2）主穴：大椎（图 3-15）、曲池（图 3-16）、合谷、外关（图 3-17）、鱼际（图 3-18）。

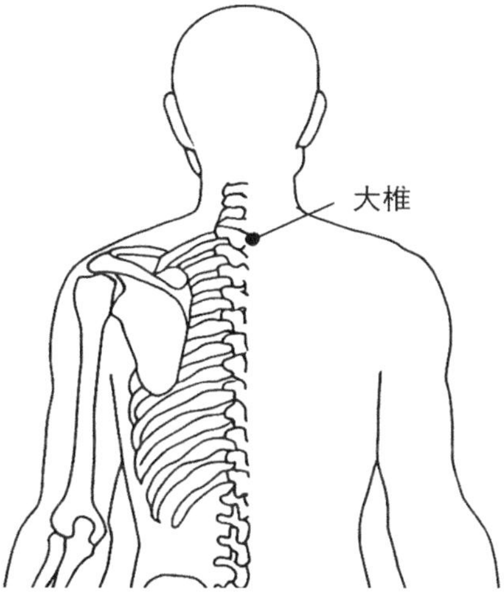

图 3-15　大椎穴位图解

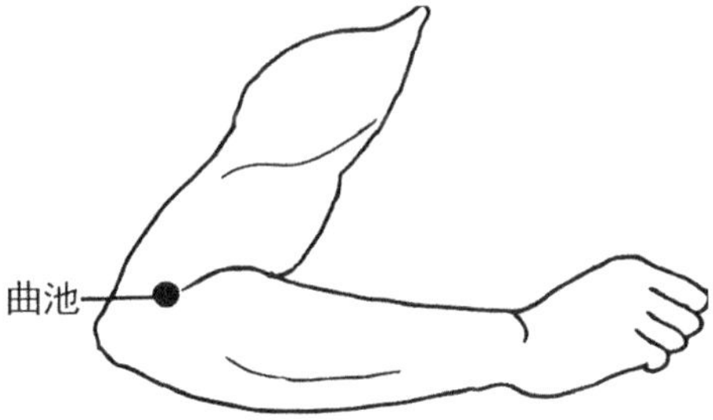

图 3-16　曲池穴位图解

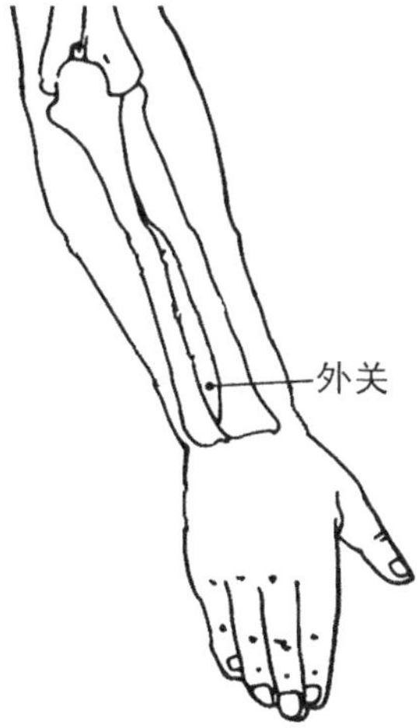

图 3-17　外关穴位图解

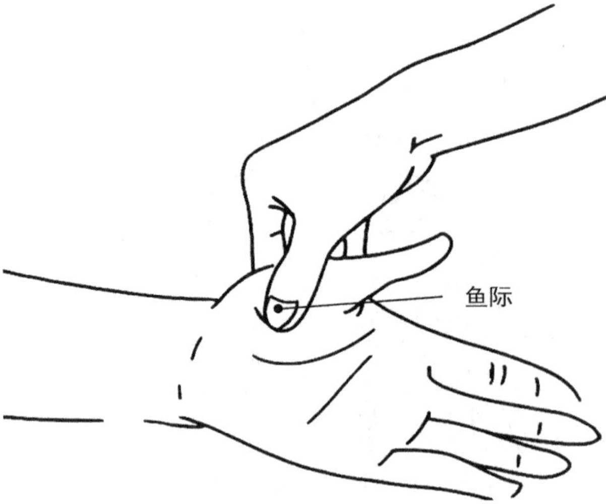

图 3-18　鱼际穴位图解

（3）配穴：发热运用以上主穴外，身热无汗刺复溜；高热加委中（图 3-19）；小儿高热加十宣（图 3-20）；咽痛加少商（图 3-21）、商阳（图 3-22）、天柱（图 3-23）；头痛加太阳；咳嗽加天突（图 3-24）。

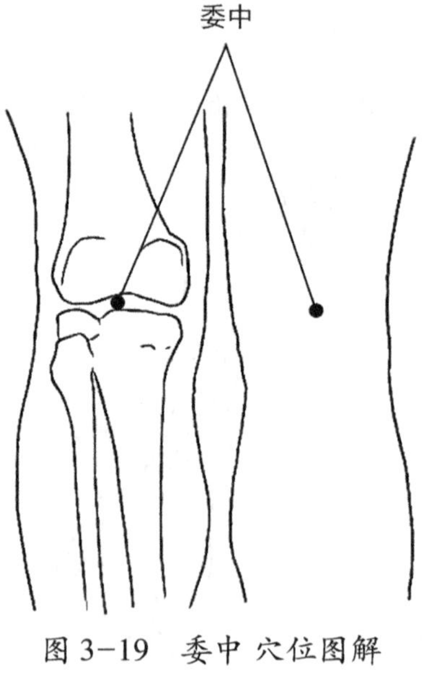

图 3-19　委中 穴位图解

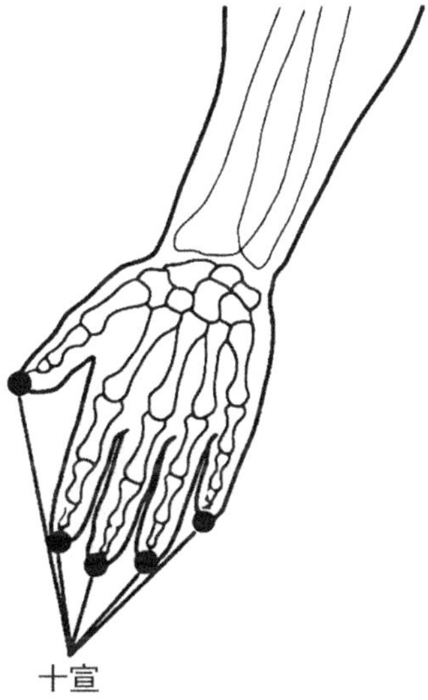

图 3-20　十宣穴位图解

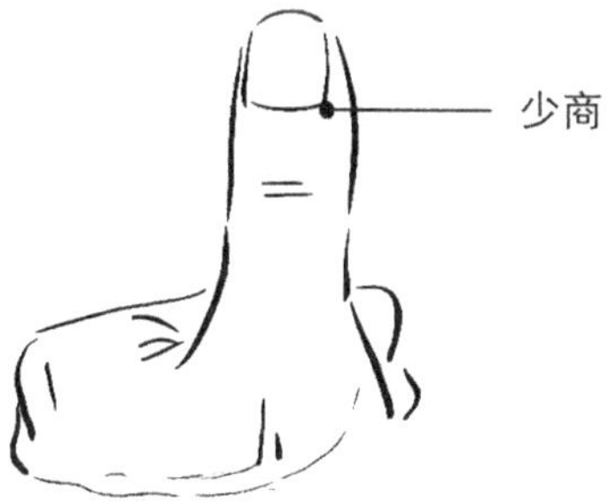

图 3-21　少商穴位图解

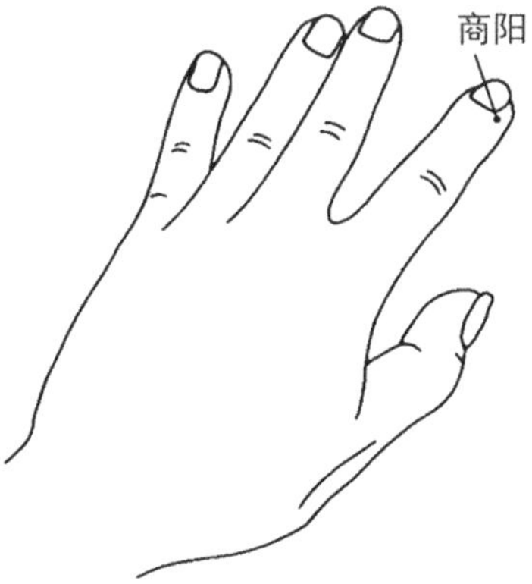

图 3-22　商阳穴位图解

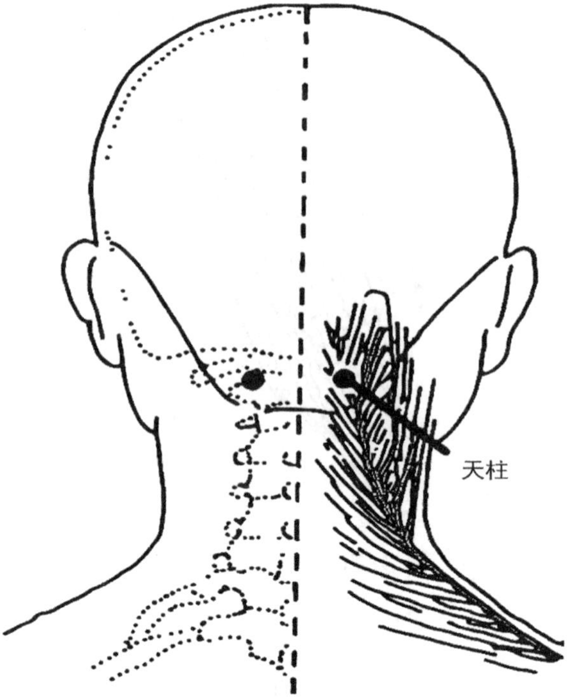

图 3-23　天柱 穴位图解

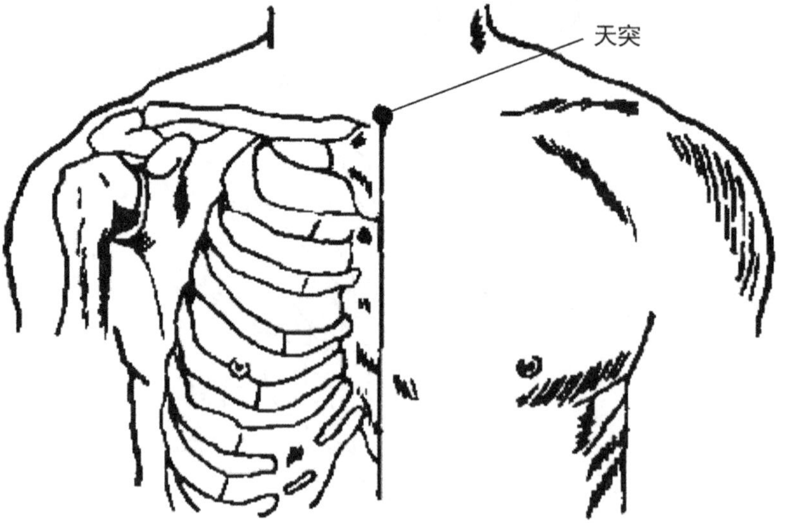

图 3-24　天突穴位图解

（4）针刺操作：大椎直刺 1 寸，曲池、合谷直刺 1.2 寸，外关、鱼际、复溜直刺 8 分深，复溜针感最好刺到胫神经产生放电感传导至足尖，以起到泻热作用，委中直刺 1 寸，十宣点刺 2 分深并放血 3 滴，天柱直刺 8 分深，太阳针尖向大迎方向斜刺 1.2 寸最好出血，天突与喉结成 30° 沿任脉经向胸骨柄内缘斜刺 1.2 寸。以上诸穴留针 20 分钟用泻法，发热者不留针，即“热者疾之”。

（5）方义：本方以疏风清热解表为主。督脉为阳脉之海，大椎属督脉经穴，又是诸阳之会，用之散表邪而清热。合谷、曲池分别为手阳明经原穴和合穴，手阳明与手太阴相为表里，二穴并用，具有清肺气与退热的功效。鱼际为肺经荥穴，用以泻肺火清热、利咽止痛。外关为手少阳之络穴，通于阳维，可疏散在表阳邪以退热。天柱足太阳经筋联系到咽喉，对咽喉和头痛有很好的止痛效果。诸穴合用以达到宣散风热、清肃肺气之功效。

（二）拔火罐法

取身柱、肺俞、大椎、大杼、风门拔火罐 10 分钟。本法适用于风寒感冒和惧针患者。

五、按语

感冒与某些传染病早期症状相似，应加以鉴别。本病流行期间，针刺双侧足三里、合谷，每日 1 次，连续 3 日，起到提高机体免疫力的预防作用，针刺治疗感冒有很好的疗效。

第二节　咳嗽

一、概述

咳嗽是一种常见的症状，表现为强烈的呼吸道清除反射，通过强力的呼气来排除呼吸道中的异物、分泌物或刺激物。咳嗽可以是急性或慢性，通常与呼吸系统的疾病或状况有关。

二、病因病机

咳嗽的发生主要由于外感六淫、内伤七情或饮食失调，导致肺失宣降，肺气上逆所致。具体病因病机如下。

1. 外感六淫

风寒、风热、风燥、湿邪等外邪侵袭肺部，影响肺的宣降功能，使肺气上逆，导致咳嗽。风寒束表，肺气不宣；风热犯肺，肺失清肃；风燥伤肺，肺失润降。

2. 内伤七情

情志不遂，肝气郁结，横逆犯肺，导致肺失宣降，气机逆乱，引发咳嗽。

3. 饮食失调

饮食不节，食积内停，脾胃失和，痰湿内生，痰浊阻肺，肺失宣降，引起咳嗽。

4. 体虚劳倦

久病体虚，肺脾肾亏虚，气阴两伤，肺失滋养，宣降失司，导致虚咳。

三、辨证

1. 风寒咳嗽

（1）主症：咳嗽声重，痰白清稀，伴有鼻塞、流清涕，恶寒发热，头痛身痛。

（2）舌脉：舌苔薄白，脉浮紧。

2. 风热咳嗽

（1）主症：咳嗽频作，痰黄或稠，伴有发热、微恶风寒，咽痛口干，鼻塞流黄涕。

（2）舌脉：舌红苔薄黄，脉浮数。

3. 风燥咳嗽

（1）主症：咳嗽少痰，痰黏或带血丝，咽干鼻燥，口干唇裂。

（2）舌脉：舌红少津，脉细数。

4. 湿痰咳嗽

（1）主症：咳嗽痰多，痰白黏腻，胸闷脘痞，纳呆便溏。

（2）舌脉：舌苔白腻，脉濡滑。

5. 痰热咳嗽

（1）主症：咳嗽痰黄黏稠，咳痰不爽，胸胁胀满，面赤口干。

（2）舌脉：舌红苔黄腻，脉滑数。

6. 肝火咳嗽

（1）主症：咳嗽气逆，痰少或痰中带血，胸胁胀痛，口苦咽干，易怒。

（2）舌脉：舌红苔黄，脉弦数。

7. 阴虚咳嗽

（1）主症：干咳少痰，或痰中带血，咽干口燥，午后潮热，盗汗。

（2）舌脉：舌红少苔，脉细数。

8. 气虚咳嗽

（1）主症：咳嗽无力，痰白清稀，气短懒言，面色苍白，自汗。

（2）舌脉：舌淡苔薄白，脉虚弱。

四、治疗

1. 外感咳嗽

（1）治法：疏风解表，宣肺止咳。以手太阴、手阳明经穴为主。

（2）主穴：天突、尺泽（图3-25）、列缺、合谷、身柱旁夹脊穴（图3-26）。

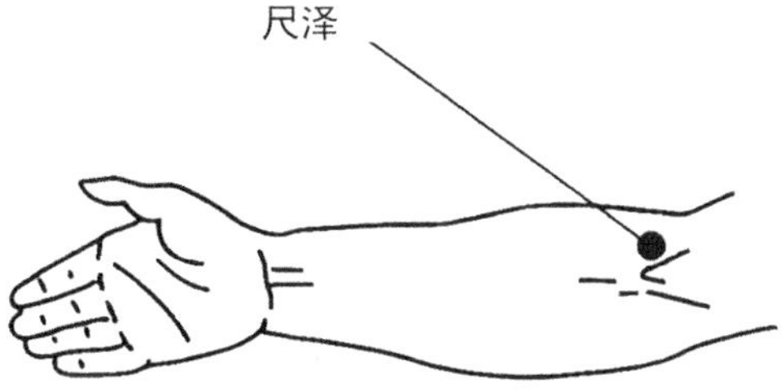

图 3-25　尺泽穴位图解

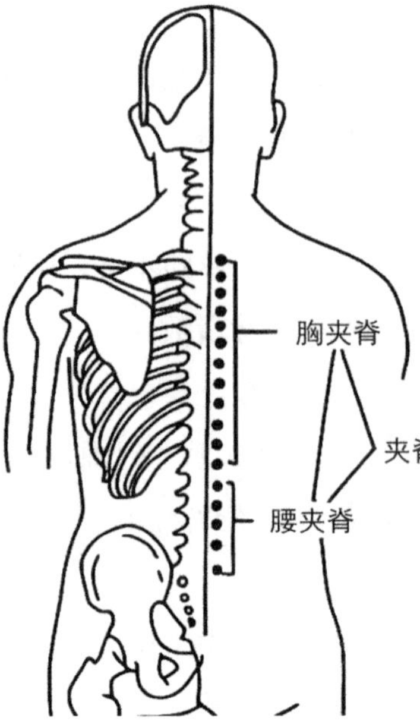

图 3-26　身柱旁夹脊穴位图解

（3）配穴：风寒加风门、风池；风热加大椎、曲池；咽喉肿痛加少商点刺放血；风寒咳嗽拔罐双风门、肺俞（图 3-27）。

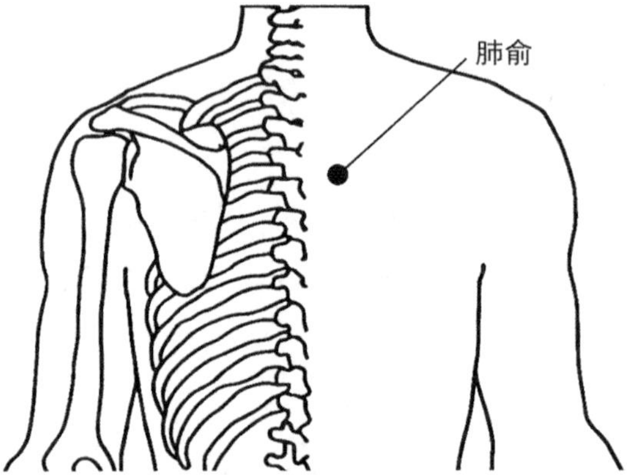

图 3-27　肺俞穴位图解

（4）操作：针刺天突沿任脉经方向向胸骨柄内缘成 30° 斜刺 1.2 寸，做小幅度提插捻转，尺泽直刺 1.2 寸，最好刺中桡神经产生针感传导至手；列缺逆经而刺 1 寸深，合谷直刺 1.2 寸，身柱旁夹脊穴向脊柱方向斜刺 8 分深，其功效与肺俞穴很接近，但比肺俞穴安全，风寒咳嗽风门、肺俞拔罐 10 分钟。以上诸穴均用泻法，留针 20 分钟。

（5）方义：天突穴属任脉经，位近咽喉，有抑制咽喉咳嗽止痒、调肺气、降逆气止咳的作用；列缺为肺经之络穴，合谷为大肠经原穴，二者属“原络配穴法”，共起宣肺解表的作用。尺泽为肺经之合穴，肺主皮毛，司一身之表，对外感实证咳嗽效果很好，适用于风寒风热两证型。身柱旁夹脊穴靠近两肺，有宣肺肃降、止咳平喘的功效。

2. 内伤咳嗽

（1）治法：肃肺理气，止咳化痰。以手足太阴经穴为主。

（2）主穴：天突、太渊（图 3–28）、身柱旁夹脊穴、三阴交（图 3–29）、丰隆（图 3–30）。

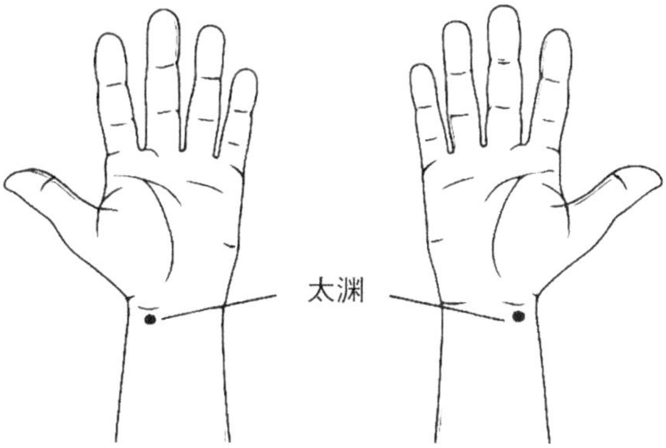

图 3–28　太渊穴位图解

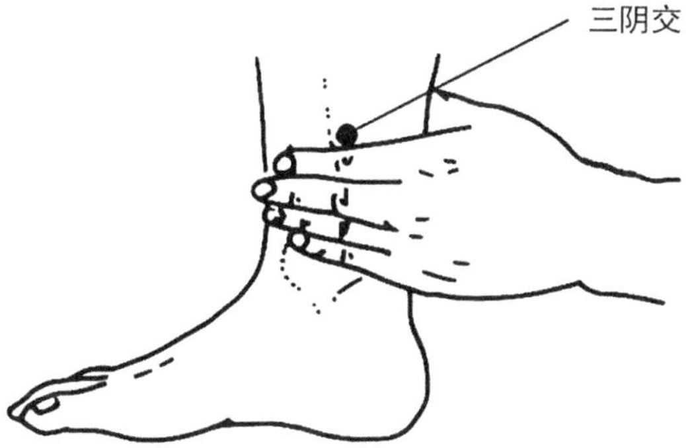

图 3–29　三阴交穴位图解

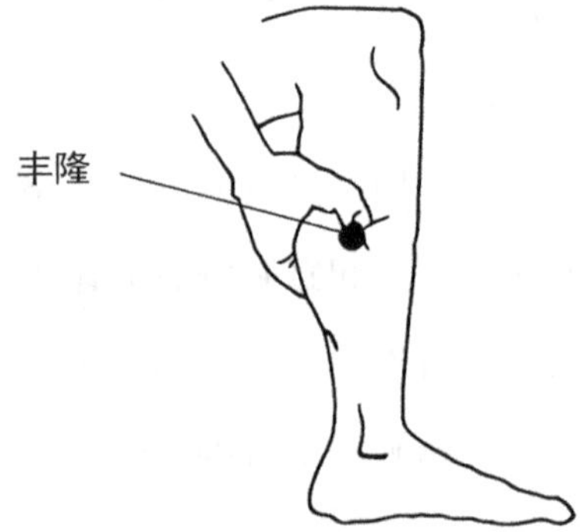

图 3-30 丰隆穴位图解

（3）配穴：咳嗽、咯血加孔最（图 3-31）；肝火灼肺加行间（图 3-32）、鱼际。

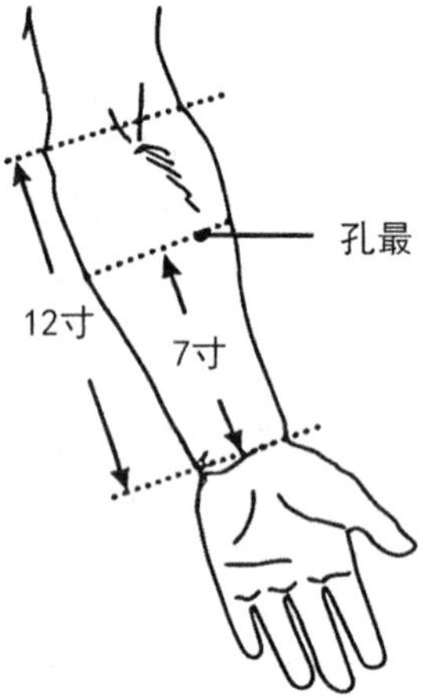

图 3-31 孔最穴位图解

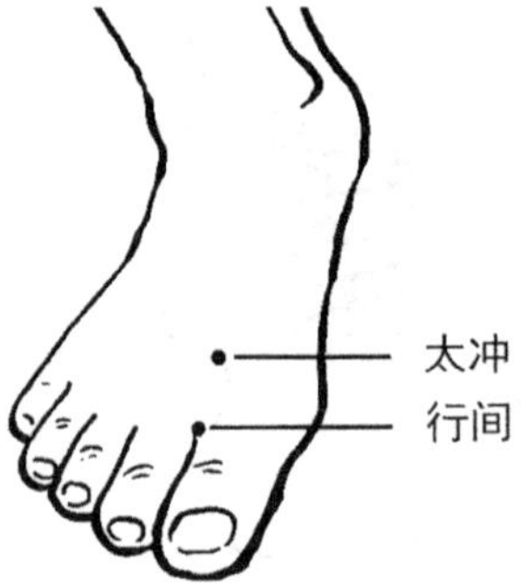

图 3-32 行间穴位图解

（4）操作：天突、身柱旁夹脊穴操作同前，太渊穴为肺经之原穴，适用于内伤虚证咳嗽，引用《内径》曰："五脏有疾，当取之十二原"。三阴交、丰隆二穴为表里经配穴法，尤其适用于脾虚痰湿内盛型咳嗽具有显著的疗效。以上诸穴均用平补平泻法，留针 20 分钟。

五、按语

（1）咳嗽见于多种呼吸系统疾病，临证时必须明辨鉴别诊断，针灸效果良好。

（2）平时注意保暖，避风寒，戒烟酒、辛辣刺激性食物、鱼虾及炒货，以免刺激呼吸道、肺。

第三节　咽喉肿痛

一、概述

咽喉肿痛是口咽和咽喉部病变的一个主要症状。如"喉蛾""喉痹""喉痛"等均可发生。至于"石蛾""暴瘖"之类，在病因病机方面有类同之处，可参照治疗。

本证包括急（慢）性扁桃体炎、急（慢）性咽炎和单纯性喉炎，以及扁桃体周围脓肿等。

二、病因病机

咽接食管，通于胃；喉接气管，通于肺。如外感风热等邪熏灼肺系，或肺、胃二经郁热上壅，而致咽喉肿痛，属实热证；如胃阴亏耗或肾阴不足，阴液不能上润咽喉，致虚火上炎，也可致咽喉肿痛，属阴虚证。

三、辨证

1. 实热证

咽喉赤肿疼痛，吞咽困难，如兼咳嗽、咽干、口渴、便秘，对有寒热头痛者，舌红苔黄，脉浮数。多为外感风热或外感风寒后转化为风热和肺胃实热。

2. 阴虚证

咽喉稍肿，色暗红，疼痛较轻，或吞咽时觉痛楚，微有热象，入夜则见症较重，舌苔淡红少津，脉细数。

四、治疗

1. 治法

一般实热证与阴虚证型的针灸处方基本通用，故一并介绍。本着实热证用清热利咽，消肿止痛为治则；阴虚证在上述相关穴位上外加滋肾阴、清虚火穴位。以手太阴经、手足阳明经和足少阴肾经为主。

2. 主穴

少商、人迎（图 3-33）、尺泽、鱼际、足三里。

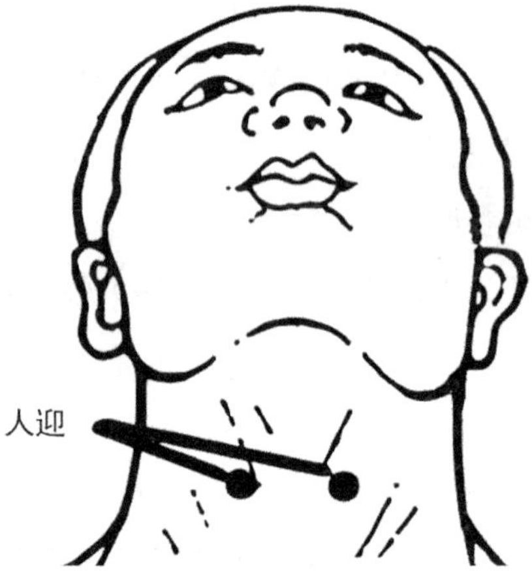

图 3-33 人迎穴位图解

3. 配穴

合谷、太溪、扁桃。

4. 操作

少商点刺 2 分深，针刺人迎避开劲总动脉直刺 8 分深，合谷直刺 1. 2 寸，尺泽直刺 1. 2 寸最好刺中桡神经传导至手，扁桃穴沿下颌角内缘向迎香穴方向斜刺6分深，鱼际直刺1寸深，足三里直刺1.2寸，太溪与跟腱成30°向胫神经方向斜刺8分深，针感向足心或足趾方向传导。以上诸穴均用平补平泻法，留针20分钟。

5. 方义

本方通治咽喉肿痛和扁桃体发炎之实热证。少商是手太阴的井穴，点刺出血，可清泄肺热，为治扁桃体发炎、咽喉肿痛的主穴。尺泽为手太阴肺经合穴，泻肺经实热，取实则泻其子之意。合谷、足三里分属手足阳明经原穴和合穴，二穴能疏泄阳明之郁热。阴虚火旺者配太溪起滋肾阴利咽喉的作用，其实太溪对虚实二证均实用。扁桃穴为经外奇穴，对扁桃体发炎和咽喉炎都有很好的治疗作用。

五、按语

（1）针刺治疗急性咽喉肿痛和扁桃体发炎效果很好，常起到立竿见影的疗效，在组织结构上由于咽喉和扁桃体相邻，不管哪一个组织发炎，都会影响到邻近组织发炎，故上述处方基本通用。对慢性咽喉炎和慢性扁桃体发炎效果也有效，但没有急性咽喉肿痛和扁桃体发炎效果明显，原因是它们已形成慢性病灶所决定的疗效。治疗需贵在坚持，才能痊愈。

（2）患者忌烟酒、辛辣类、鱼虾及炒货类等刺激性食物，以免引起咽喉、扁桃体受到刺激而诱发。此外，不宜过度讲话，避免风寒、风热等诱发因素，以及避免与呼吸道患者接触感染而复发。

第四节　目赤肿痛

一、概述

目赤肿痛，为多种眼疾病中的一个急性症状。古代文献根据发病原因、症状急重和流行性，又称“风热眼”“暴风客热”“天行赤眼”等。

本证常见于急性结膜炎、假膜性结膜炎及流行性角膜炎等。

二、病因病机

目赤肿痛多因外感风热时邪，侵袭目窍，郁而不宣；或因肝胆火盛，循经上扰，以致经脉闭阻，血壅气滞，发为目赤肿痛。

三、辨证

本证可见目赤肿痛、羞明、流泪、眵多等症。

如兼有头痛、发热、脉浮数等为风热；如兼有口苦、烦热、便秘、脉弦滑者属肝胆火盛。

四、治疗

1. 治法

清泄风热，消肿定痛。以手阳明、足厥阴经穴为主。

2. 主穴

合谷、太冲（图 3-34）、太阳、攒竹。

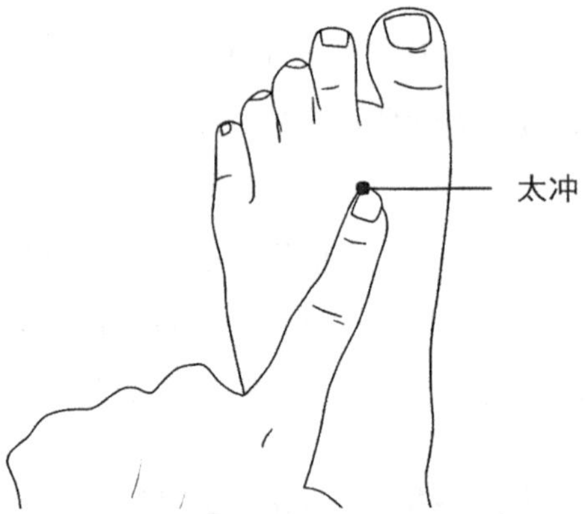

图 3-34　太冲穴位图解

3. 配穴

风热加外关、四白（图 3-35）；肝胆火盛加风池、侠溪（图 3-36）。

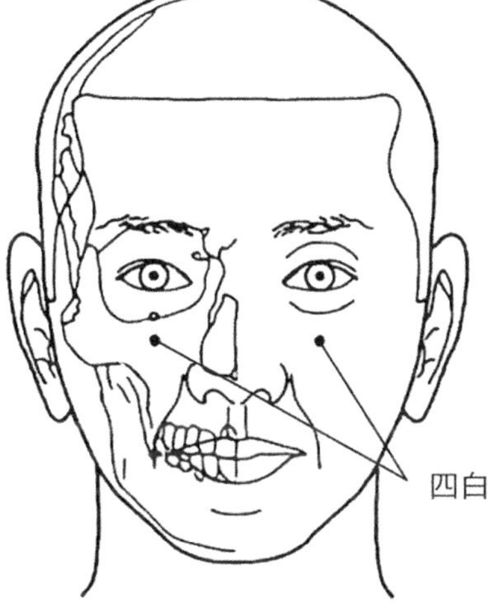

图 3-35　四白穴位图解

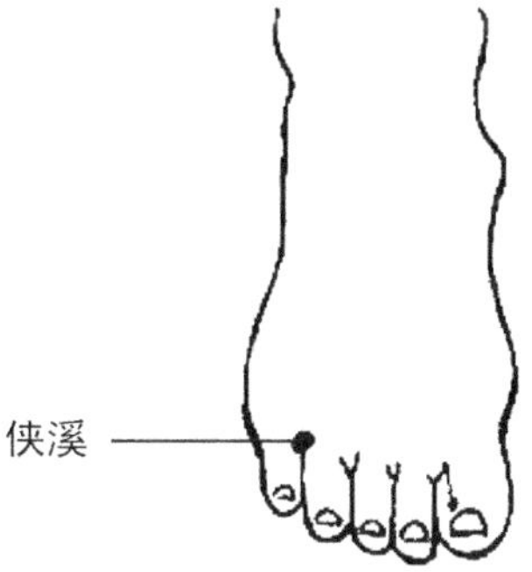

图 3-36　侠溪穴位图解

4. 操作

合谷、太冲直刺 1 寸深，太阳穴向对侧下关穴方向成 45° 斜刺 1. 2 寸，攒竹向睛明方向斜刺 3 分深，外关穴直刺 8 分深，四白向地仓方向成 45° 斜刺 5 分深，风池直刺 1 寸深，侠溪直刺 6 分深。以上诸穴均用泻法。留针 20 分钟。

5. 方义

本方旨在清泄风热，消肿定痛。肝开窍于目，阳明、太阳、少阳经脉均循行联络眼部，取“经脉所过，主治所及”之意。合谷调阳明经气以泄风热。太冲、风池、侠溪三穴分属肝胆两经，上下相应，清泄肝胆之火。攒竹为足太阳膀胱经腧穴，太阳为经外奇穴，四白为足阳明胃经腧穴，三穴均局部取穴，共起清泄眼部热毒的功效，局部出血则效果好。外关清泄少阳三焦之火毒。

五、按语

针刺治疗目赤肿痛取眼眶局部穴位时，局部和针具应严格消毒，进出针需缓慢，轻捻转微提插，以防止感染和刺中眼球。嘱患者不要随便用手或不卫生的东西按揉眼部，以免再次感染。忌食辛辣、烟酒及刺激性食物，以免助火致病情加重。

第五节　鼻渊

一、概述

鼻渊，是以鼻流腥臭浊涕，鼻塞、嗅觉丧失等为主症。本证之重者名为“脑漏”。常见于慢性鼻炎、急（慢）性鼻窦炎。

二、病因病机

肺开窍于鼻，因之鼻渊的发生，与肺经感受外邪有关。急性发作者初期，每因风寒袭肺，蕴而化热，或感受风热之邪，致肺气失宣，客邪上扰清窍而致鼻塞流涕。病情迁延日久未愈，风邪解后，郁热未清，酿为浊液，壅于鼻窍，化为脓浊涕，而发为鼻渊。

三、辨证

鼻流浊涕，色黄腥秽，鼻塞不闻香臭。急者兼见头痛、发热、纳呆、脉数等症；经久不愈，反复发作者，则兼见头晕、脑部缺氧、眉额胀痛不舒、精神分散导致记忆力减退，由于鼻塞不通畅导致睡眠不佳，严重者甚至影响生活工作和学习等。

四、治疗

1. 治法

清热宣肺，通利鼻窍。以手太阴肺、阳明大肠经穴为主。

2. 处方

列缺、合谷、迎香、攒竹、鼻通（图 3-37）、上星（图 3-38）。

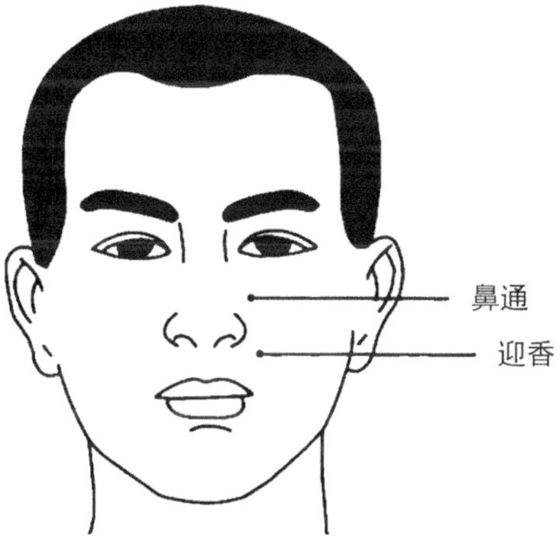

图 3-37　鼻通穴位图解

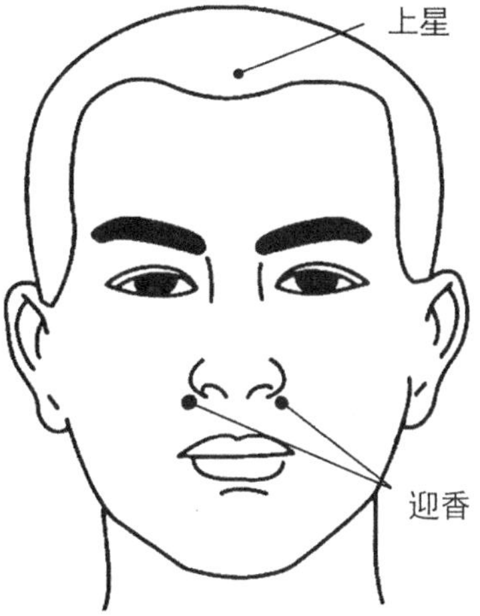

图 3-38　上星穴位图解

3. 操作

列缺逆经平刺 8 分深，合谷直刺 1 寸深，迎香向大迎方向斜刺 8 分深，刺攒竹向睛明方向斜刺8分深，刺鼻通（属经外奇穴，鼻唇沟上端尽处）向大迎方向斜刺6分深，上星向印堂方向平刺1寸深。以上诸穴均用平补平泻法。留针20分钟。

4. 方义

肺开窍于鼻，故取肺经络穴列缺，以宣通肺气，祛风邪。手阳明经与手太阴经互为表里，其经脉上挟鼻孔，合谷、迎香可疏调手阳明经气，有清泄肺热，取“经脉所通主治所及”之意。迎香和鼻通（经外奇穴）位于鼻的两侧，治鼻塞不通、不闻香臭、流浊涕最为有效，为局部取穴。攒竹靠居鼻根部，对通鼻窍、治头晕头痛很有效。上星和攒竹配伍，共起通鼻窍、治头晕头痛、改善睡眠和增强记忆力及恢复大脑清醒状态等作用。

五、按语

针刺治疗慢性鼻渊有一定疗效，但贵在坚持，方能有好的效果直至痊愈。对鼻窦炎可参照本法治疗处方同上。对病程短、程度轻的鼻渊有较好的疗效。注意避风寒，以免复发加重，适宜在温暖的环境中对减轻症状有帮助。本病疗效夏季好于冬季，因为夏季处于鼻窍温暖扩张状态效果较冬季好，而冬季寒冷鼻窍处于收缩状态，故效果较慢，应把握好季节治疗时机。

第六节　耳压戒烟

一、概述

耳压戒烟是一种结合中医针灸学原理与现代医学方法的戒烟疗法，其核心在于通过对相关的耳穴进行刺激，以调节人体的生理和心理状态，帮助烟民减少对尼古丁的依赖，最终达到戒烟的目的。本方法结合了传统针灸的耳穴刺激和现代戒烟的治疗方法，形成了一套系统的戒烟疗法。下面将详细介绍耳压戒烟的理论基础、治法处方、操作手法和有关医嘱。

二、理论基础

耳压戒烟的理论基础主要来源于中医的经络学说和现代针灸耳穴疗法。中医认为，人耳不仅是听觉器官，还是全身各个器官功能状态的反射区。耳上有许多耳穴，这些耳穴与身体的内脏、肢体和神经系统有着内在的关系，通过刺激这些耳穴可以调节修复身体功能和改善健康状态，以达到治愈疾病和戒烟的目的。

在戒烟过程中，尼古丁依赖主要涉及神经系统和内分泌系统的变化，尤其是多巴胺的释放，它是与成瘾行为密切相关的神经递质。耳穴刺激能够通过神经反射路径影响大脑的某些区域，调节神经递质的释放，从而戒掉吸烟。

三、治法

1. 治则

调整肺气，抑制烟瘾。

2. 取穴

肺、气管、内鼻、神门、咽喉、外鼻。

3. 耳穴定位（图 3-39）

（1）肺：在心、气管区周围处，即耳甲 14 区。

（2）气管：在心区与外耳门之间，即耳甲 16 区。

（3）内鼻：在耳屏内侧面下 1/2 处，即耳屏 4 区。

（4）神门：在三角窝后 1/3 的上部，即三角窝 4 区。

（5）咽喉：在耳屏内侧面上 1/2 处，即耳屏 3 区。

（6）外鼻：在耳屏外侧面中部，即耳屏 1 区、2 区之间。

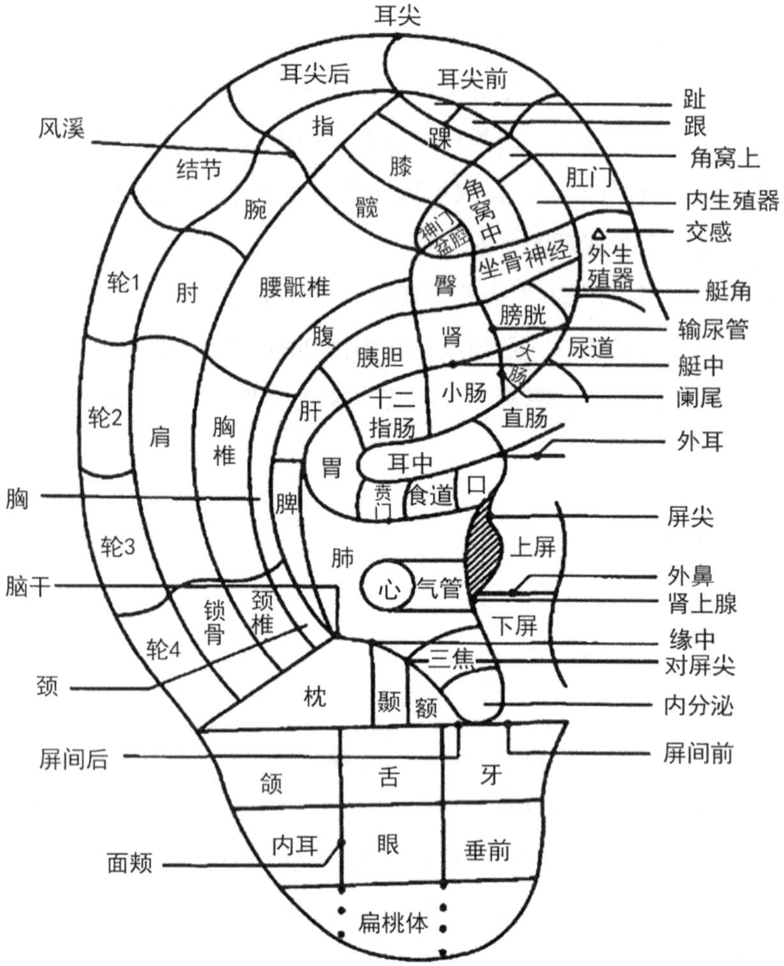

图 3-39　耳穴定位穴位图解

4. 操作

用王不留行籽置于医用胶布 0.8cm×0.8cm 中间，分别贴于以上各穴中固定，每穴按揉不得少于 5 分钟以此来代替针刺治疗，局部起到酸痛感为度，每日按揉不得少于 3 遍，耳压固定 24 小时以上，按揉或洗澡时不得移动位置或脱落，以免影响疗效。

5. 医嘱

戒烟时 3 日内戒酒，特别是烟瘾上来时加强对上述耳穴按压刺激起到抑制烟瘾、调整肺气的作用。

6. 方义

耳压戒烟属于创新疗法，在古代医著和目前没有这方面的内容，笔者是首个提出耳压戒烟治法。本组处方共起到调整肺气，抑制烟瘾的功效。笔者认为烟瘾的成因和机制是由于肺气通于鼻，鼻的通气和嗅觉的功能，主要依靠于肺气的作用。肺气和、呼吸利，嗅觉才能灵敏。所以《灵枢》脉度篇说："肺气通于鼻，肺和则鼻能知香臭矣"。故吸烟主要是依靠嗅觉的功能才能辨别香烟味。同时吸进的烟主要容纳在肺。因长期对香烟味的喜欢，加上吸烟有提神醒脑、解闷除烦、全身过瘾等作用，造成肺对香烟味的适应和依赖需求能力，从而逐渐养成了烟瘾的习惯。但由于个人体质之差异、吸烟量之多少、品质之优劣、烟史之长短等差别，对中尼古丁等毒素量的不同，久而久之刺激了肺等组织，有一部分人的肺会不同程度地受到损伤，造成很多疾病的发生，但尤以肺系疾病为多，如肺癌、肺气肿、肺心病、心脏病、咳嗽痰多、胃癌等。若吸烟者处在身体不适情况下，如患感冒、肺气肿等疾病期间也会影响肺气之正常吸入，影响吸烟量的多少，甚至厌烟，说明肺已有不适应感觉，吸入身体不舒等表现。综上所述，吸烟是肺气的作用，嗅觉功能的体现，才能辨别品尝香烟味的。否则是不会吸烟的，更不会致瘾的。故临床以调整肺气，抑制烟瘾为其治则。使调整后的肺气，对香烟味有一种刺激、厌烟、不适应、主观不想抽、没有吸烟欲望感等。

四、按语

临床观察到吸烟量、吸烟史、烟的质量与治疗疗效不呈正相关治疗，治疗疗效与肺病（如肺气肿、哮喘病等）、吸毒、饮酒、与社会交往程度及戒烟决心等呈直接关系。肺病、吸毒、饮酒影响肺气的调整和不易调整。而社会交往甚多，烟际频繁，决心不够，不能持之以恒的，直接影响到烟瘾的断绝和复抽率的变化。前者属病理所致，后者属社会影响。对交际甚广、决心不够，在交际工作中常处于难以推辞，烟瘾便渐渐回升。另外，戒烟不像治疗疾病那样，痛苦难忍，非治不可。往往戒烟的患者思想上没有压力，重视度不够。这些都是影响疗效和引起复抽率的主要因素。戒掉烟瘾如同治愈后的感冒一样，仍要避免“风寒”，否则还会“感冒复抽香烟的”，这不是疗效和医师的问题。因为确实一部分人过了一段时间后，由于某种诱因，如烦恼、交际甚广等引起再次吸烟，认为戒烟没有远期疗效，其实这种说法是不科学的，不是实事求是地看待疗效。这里有主观和客观之分。很多疾病在治愈后都有同样的道理，戒掉以后就不要再抽，否则有可能烟瘾再次提起来，这不能说耳压戒烟无效，这个问题要特别关系搞清，道理分开。因为很多吸烟患者对此问题会产生误解。耳压戒烟通常会出现口苦舌麻、口干欲饮、胸闷厌烟、闻到烟味会有头晕、恶心、呛咳，甚至烟味发淡、品不出香烟味、有异味感等感觉。耳压戒烟是通过治疗途径，达到戒掉烟瘾的目的。它比主观强制性忍受戒烟效果要好，且效率要高，因为强制性忍受烟瘾不是通过治疗途径，当烟瘾上来时痛苦表现，主观吸烟欲望感是极强的，戒烟者表现为精神萎靡、嗜睡、心情烦闷、坐立不安、全身不适感。在戒烟患者中不少人曾采用过此法，终因熬受不住而继续吸烟，当然也有少数例外的。然而通过耳压戒烟治疗则不然，它没有上述痛苦表现，一般大多数患者通过24小时的观察，表现为主观不想抽、厌烟、无吸烟欲望感、没有烟瘾意识等。此外，临床还观察到部分患者烟瘾戒掉后原伴有咳嗽痰多、肺气肿、哮喘、心脏病等病证者，由于呼吸道没有吸烟刺激，有不同程度的症状得到改善和消失。本疗法具有疗效快、疗程短、有效率高、简便易行、无痛苦、无毒性反应、无医疗风险、易被吸烟者所接受等优点，是比较理想的戒烟方法。

第四章　消化系统病证

第一节　胃痛

一、概述

胃痛是由于胃气阻滞、胃络瘀阻、胃失所养、不通则痛导致的以上腹胃部发生疼痛为主症的一种脾胃肠病证。胃痛又称胃脘痛。

本病证以胃脘部疼痛为主症，西医学中的急（慢）性胃炎、慢性胃窦炎、消化性溃疡、胃痉挛、胃神经症、胃下垂、胃反流性食管炎、胃癌等疾病，当其以上腹部胃脘部疼痛为主要临床表现时，均可参照本节辨证论治。

二、病因病机

胃痛的发生主要由于饮食不节、情志不畅或脾胃虚弱，导致胃气不和。外因方面，寒邪或湿热侵袭胃脘，寒邪凝滞则胃气阻滞，导致胃脘冷痛，遇寒加重；湿热内蕴则灼伤胃阴，致胃脘灼痛，伴有口苦、口干等症状。饮食不节，暴饮暴食；或嗜食辛辣、油腻之物，可导致食滞胃脘，阻碍胃气的正常升降，引起胃脘胀痛。情志不畅，如忧思郁怒，则肝气犯胃，导致胃气上逆，胃脘胀痛，甚则恶心、呕吐。脾胃虚弱者，因中气不足，胃失和降，容易感受外邪或因劳倦而发作，表现为隐痛绵绵，遇劳加重，伴有神疲乏力等症。

三、辨证

胃痛常急性发作，患者多在进食后或空腹时感到上腹部疼痛，表现为胀痛、刺痛、灼痛或绞痛，疼痛可于夜间加重。伴随症状包括胃脘部胀满、嗳气、反酸、恶心、呕吐、纳呆等。部分患者初起时有口苦、口干，或伴大便秘结或溏泄，苔多薄白，脉沉弦。若病程迁延日久，可出现体重减轻、乏力、面色萎黄，甚则出现呕血、黑便等消化道出血症状，苔白，脉虚软。

四、治疗

1. 治法

和胃止痛。以足阳明、足太阴、手厥阴及足太阳俞募穴为主。

2. 主穴

中脘（图 4-1）、巨阙（图 4-2）、足三里、内关（图 4-3）。

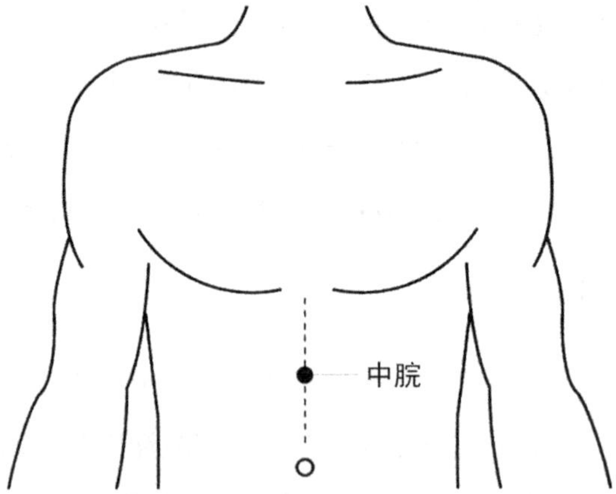

图 4-1　中脘穴位图解

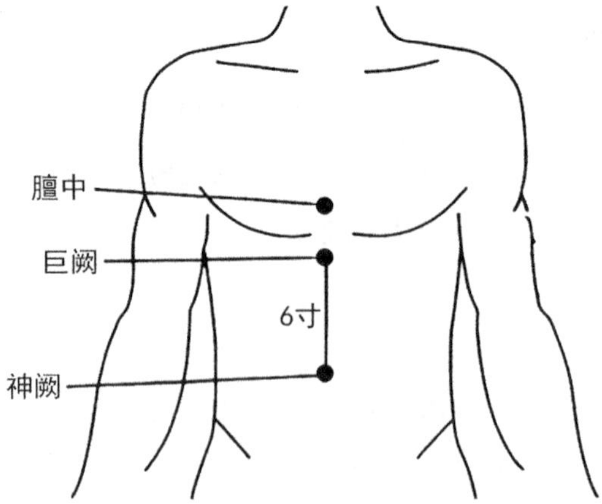

图 4-2　巨阙穴位图解

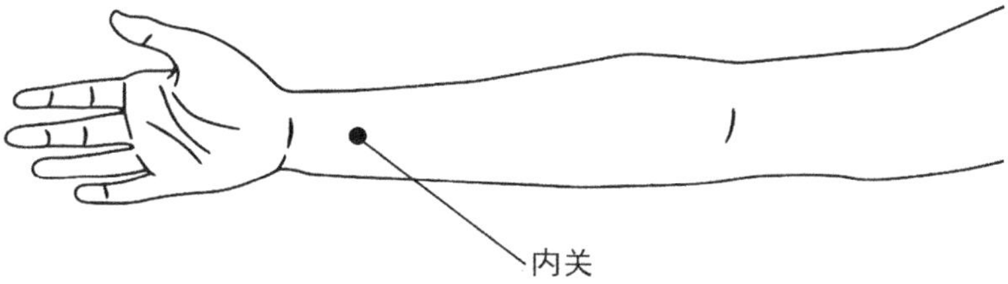

图 4-3　内关穴位图解

3. 配穴

根据不同证型取穴：寒邪犯胃加梁门（图 4-4）；肝胃不和加太冲；脾胃虚寒加胃俞（图 4-5）、脾俞；胃阴不足加三阴交；饮食积滞加天枢（图 4-6）；气滞血瘀加膻中（图 4-7）、膈俞；公孙（图 4-8）实用于胃肠急性痛证。

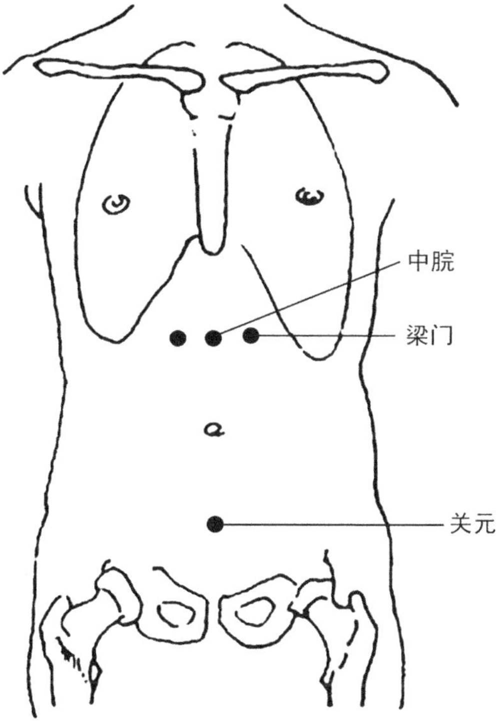

图 4-4　梁门穴位图解

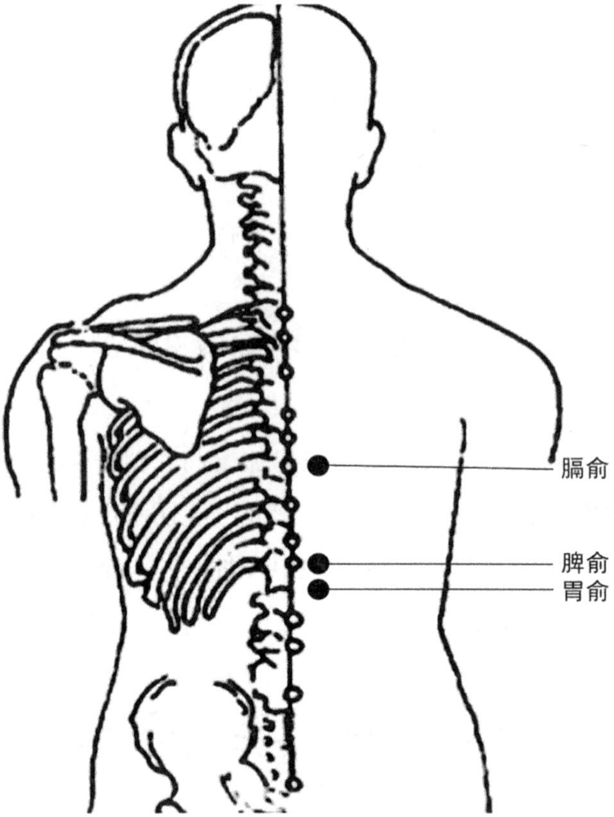

图 4-5　胃俞、脾俞、膈俞穴位图解

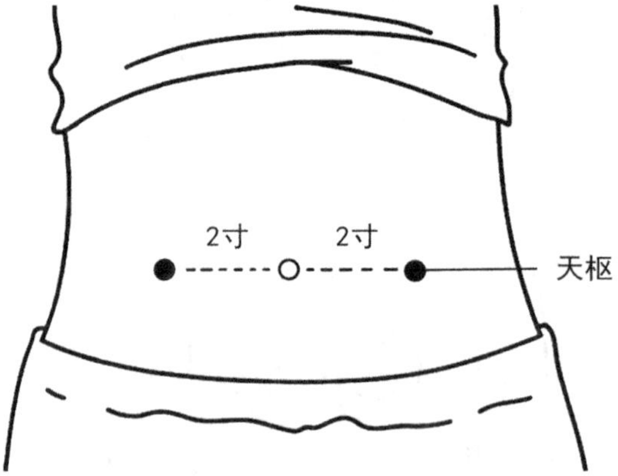

图 4-6　天枢穴位图解

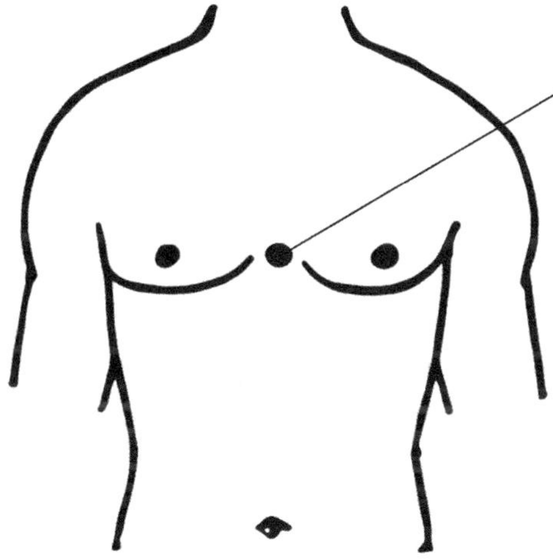

图 4-7　膻中穴位图解

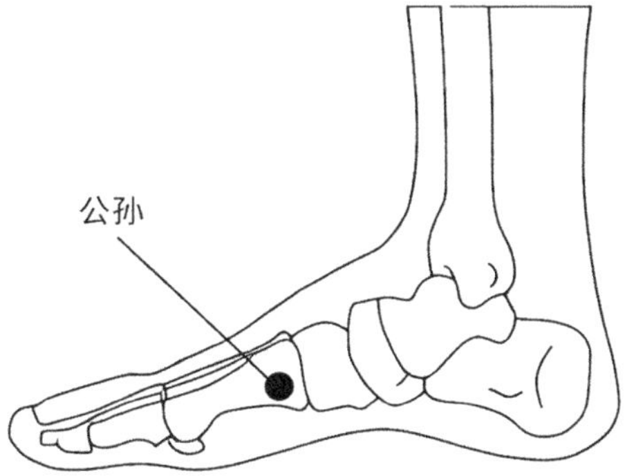

图 4-8　公孙穴位图解

4. 操作

中脘、巨阙、内关、足三里均直刺 1.2 寸深，根据不同证型取不同配穴结合不同的针、灸、拔罐，寒邪犯胃加梁门直刺 1.2 寸深配合针、灸、拔罐；肝胃不和加太冲直刺 1 寸深；脾胃虚寒加脾俞、胃俞直刺 1 寸深配合针、灸、拔罐；胃阴不足加三阴交直刺 1 寸深；饮食积滞加天枢直刺 1.2 寸深配合拔罐；气滞血瘀加膻中、膈俞二穴，膻中沿任脉经向中脘方向与胸骨柄成 30° 平刺 6 分深，膈俞穴向脊柱方向平刺 8 分深；公孙直刺 1.2 寸。以上诸穴留针 30 分钟，相关穴位拔罐 10 分钟，相关穴位艾灸20分钟。实证用泻法，虚证用补法。

5. 方义

中脘为胃的募穴、巨阙、梁门局部取穴，和胃止痛；内关宽胸利膈，和胃降逆止呕；天枢理气通腑止痛；足三里和胃降逆，理气止痛；三阴交属脾经交会穴，与胃相表里，有健脾和胃止痛助运化的作用；膻中为气会穴、膈俞为血会穴，共起理气和胃、活血化瘀作用；太冲为肝经原穴，有疏肝理气解郁，调畅气机之功；脾俞、胃俞与中脘属俞募配穴法，起调脾胃、助运化，增强脾胃功能，实用于脾胃虚寒证和胃癌晚期等证；公孙对急性肠胃痛证多有立竿见影之功效，正如《标幽赋》中所云："脾冷胃疼，泻公孙而立愈。"

五、按语

（1）胃脘痛针灸拔罐效果很好，特别对急性实证（如寒邪犯胃、肝胃不和）、病程短的效果更好；对胃病引起的反流性食管炎效果也很好；对病程久的虚寒证（如慢性胃痛）、气滞血瘀证（如胃癌）、对中气不足、气虚下陷之胃下垂等证型针灸效果也好，但贵在坚持才能有好的疗效；对胃癌有辅助作用，还要结合手术、药物等综合治疗，有提高机体免疫力得到抗病能力和改善生活质量及延缓病情加重和增强胃肠蠕动等作用。

（2）对虚寒证型忌烟酒、生冷饮食及刺激性食物，注意保暖免受外邪而诱发；对慢性胃痛、胃下垂和胃癌患者应少食多餐，吃易消化、温度适宜的饮食。

第二节　腹泻

一、概述

腹泻是指排便次数增多且粪便稀薄、呈水样的症状，是消化系统中的一种常见临床表现，涉病脏腑主要为脾胃、大肠和小肠。一般多由饮食不节、感受寒邪、脾胃虚弱和素体阳虚等因素而诱发，本病包括急（慢）性肠炎、消化不良、过敏性结肠炎、肠结核、溃疡性肠炎及胃肠功能紊乱等。本病分为急性腹泻和慢性腹泻两大类。

二、病因病机

腹泻的发生主要由于脾胃功能失调，当饮食不节、寒湿侵袭或情志失调时，脾胃运化失常，水谷精微不化，湿浊内生，下注大肠，引发腹泻。外因多为感受寒湿或湿热邪气，寒湿阻滞中焦，脾阳不振，湿浊内停，肠道传导失司；湿热蕴结，则肠道受邪，气机失调，肠腑传导不利。内因多因脾胃虚弱，或因情志不舒，肝气郁结，横逆犯脾，脾失健运，清浊不分而致腹泻。

三、辨证

腹泻常急性发作，患者突然出现频繁排便，粪质稀薄，甚至水样泻，伴有腹痛、腹胀、肠鸣音亢进。部分患者有恶心、呕吐，甚至纳呆。寒湿型腹泻多见于寒冷季节，表现为大便清稀，肠鸣腹痛，遇冷加重，以上多见于舌淡苔白，脉濡滑；湿热型腹泻则多见于夏季，表现为大便黄稀，气味秽臭，腹痛拒按，伴有肛门灼热感，或兼见身热口渴等症，舌苔黄腻，脉濡数。若病程迁延不愈的慢性腹泻多由急性腹泻演变而来或因脾胃虚弱、素体阳虚而引发，可见面色萎黄，神疲乏力，腹中隐痛，痛即泄泻，或肠鸣而不痛，每晨 1 次或数次，腹部和下肢畏寒，舌淡苔白，脉沉细等。

四、治疗

1. 急性腹泻

（1）治法：调理肠胃气机。偏寒者针、灸、拔罐同用；偏热者针刺用泻法。

（2）主穴：中脘、天枢、足三里、阴陵泉（图 4-9）。

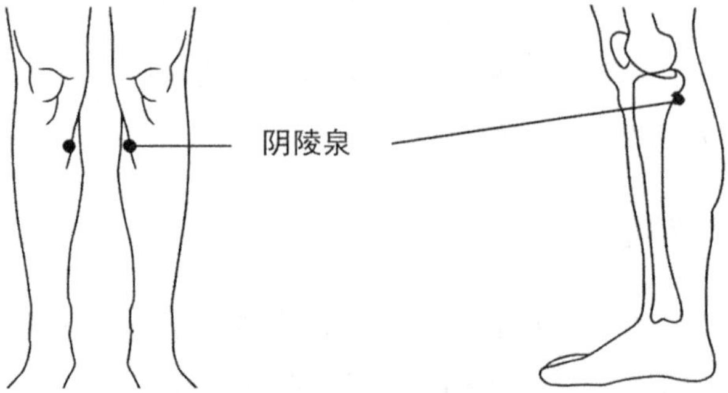

图 4-9　阴陵泉穴位图解

（3）配穴：神阙、关元（图 4-10）。

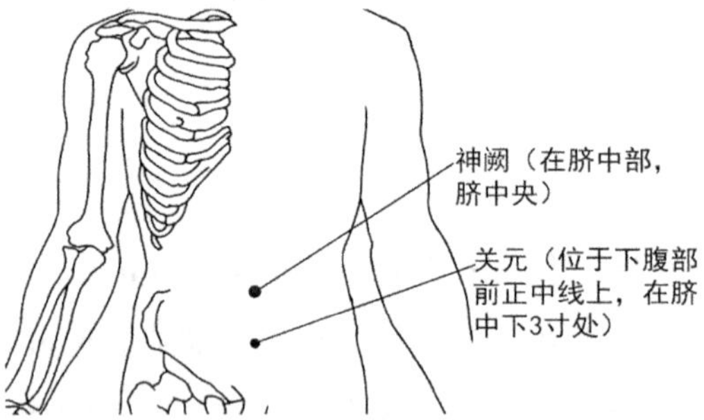

图 4-10　关元穴位图解

（4）操作：中脘、天枢二穴均直刺 1.2 寸深，足三里、阴陵泉二穴均直刺 1.2 寸深。偏寒者留针 30 分钟用平补平泻法，艾灸中脘、天枢、神阙、关元各 5 分钟，足三里、阴陵泉各 10 分钟，拔罐中脘、天枢、神阙、关元各 10 分钟；偏热者留针 30 分钟用泻法，于中脘、天枢、神阙、关元各拔罐 10 分钟，不灸。

（5）方义：中脘为胃之募穴，天枢为大肠之募穴，关元为小肠之募穴，共起调整肠胃功能之功效，神阙健运脾胃，足三里为胃的下合穴，阴陵泉为脾经合穴，六穴共起调整肠胃功能、健脾止泻的作用。

2. 慢性腹泻

（1）治法：健脾胃温肾阳止泻。毫针针刺用补法，针、灸、拔罐并用。

（2）主穴：中脘、天枢、足三里、脾俞、肾俞（图4-11）、大肠俞（图4-12）。

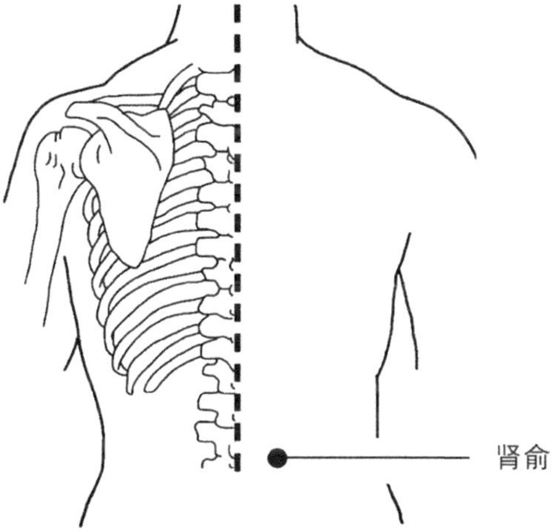

图 4-11　肾俞穴位图解

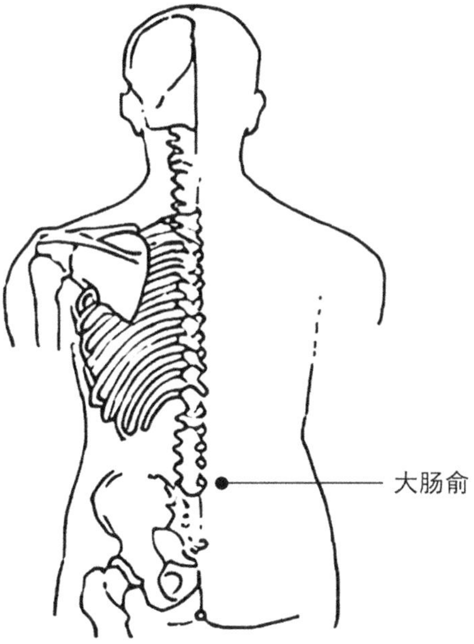

图 4-12　大肠俞穴位图解

（3）配穴：肾泻加命门、关元、神阙。

（4）操作：中脘、天枢、足三里、关元四穴操作同前，肾俞、大肠俞二穴针刺 1. 2 寸深，脾俞针刺 1 寸深，上穴均用补法，留针 30 分钟；灸命门、关元、神阙三穴各 10 分钟。中脘、天枢、神阙、关元拔罐 10 分钟。

（5）方义：中脘为胃之募穴，脾俞为脾之俞穴；天枢为大肠之募穴，大肠俞为大肠之俞穴，它们均属“俞募配穴法”，共起健脾止泻的作用。足三里健脾止泻，肾俞、命门、关元、神阙共起温肾健脾，壮阳止泻。

五、按语

针灸拔罐治疗急性腹泻效果极好，一般 1 ～ 5 次治愈，比药物治疗效果好、见效快，属针灸科优势病种；对慢性腹泻针灸拔罐治疗效果也很好，但要有个治疗过程，因各人病因病机病情不同、病程和程度不同，以及伴随身体素质等各异，疗效也不一样。对慢性溃疡性结肠炎等所致腹泻效果较差，会出现病情反复的过程，让患者树立信心配合治疗，以使溃疡性结肠组织慢慢恢复功能，以有显效或痊愈的可能。总之，坚持针灸拔罐治疗基本都会显效或痊愈。在治疗急（慢）性腹泻疾病中，患者应忌食生冷、油腻和不洁饮食，对脾肾阳虚患者还要注意保暖，避免受风寒而诱发。

第三节　腹痛

一、概述

腹痛是指胃脘以下、耻骨毛际以上部位发生疼痛的病证。腹内有肝、胆、脾、肾、大小肠、膀胱、胞宫等脏腑，并为足三阴、足少阳、足阳明、任、冲、带等经脉循行之处。因此，各种原因导致腹部的脏腑或经脉气血运行受阻，或气血不足以温养，均可导致腹痛。腹痛包括西医学的急慢性胰腺炎、胃肠痉挛、消化不良性腹痛、盆腔炎、胆结石、胆囊炎、尿道结石、阑尾炎、前列腺炎及腹腔肿瘤等病，都可参考本节辨证治疗。

二、病因病机

腹痛的发生主要由于脾胃功能失调或感受外邪侵袭。饮食不节、寒热失调或情志不畅，导致脾胃运化失常，气机阻滞，引发腹痛。外邪侵袭，寒邪客于腹部，寒凝气滞，或湿热壅滞中焦，阻碍气机，皆可导致腹痛。内因多为脾胃虚弱，气血不足，或肝气郁结，肝脾不和，气机阻滞，均可引起腹痛。病邪性质不同，表现为寒、热、虚、实之分，寒则疼痛剧烈，得温痛减；热则痛而拒按；虚则隐痛绵绵，喜按喜温。

三、辨证

腹痛常急性发作，患者多在进食后或寒冷刺激后感到腹部突然剧痛，表现为绞痛、刺痛、胀痛或隐痛，痛势急剧或缓急交替。寒邪客腹型多见于寒冷季节或外感寒邪，表现为腹痛剧烈，得温痛减，遇寒加重，舌淡苔白而水滑，脉弦紧；湿热壅滞型则多见于夏季或湿热气候，表现为腹痛拒按，伴有腹胀、恶心、口苦，甚至发热，部分患者腹痛伴有腹泻或便秘，舌红苔黄腻，脉弦数；病程迁延者可见体重减轻、面色无华、乏力、舌淡、虚弱无力等症状。若病情严重，疼痛剧烈且持续不缓，需警惕腹腔内脏肿瘤或严重炎症等疾病。需结合相关检查鉴别病因病机进行诊断。

四、治疗

1. 治法

通调腑气，行气止痛。以任脉、足太阴、足阳明经穴为主。毫针针刺用泻法，根据病因病机不同选择针刺、艾灸或拔罐。

2. 主穴

中脘、神阙、关元、天枢、足三里、公孙。

3. 操作

中脘、关元、天枢、足三里四穴直刺 1.2 寸深，公孙直刺 1 寸深，以上诸穴均用泻法，留针 30 分钟。中脘、关元、天枢、神阙拔罐 10 分钟，对寒邪腹痛上述四穴可配合艾灸各 5 分钟。

4. 方义

中脘、神阙、关元、天枢四穴共起通调腑气，行气止痛的作用，足三里健脾和胃止痛，公孙属脾经、八脉交会穴与冲脉相联系，与胃经足三里皆循行于腹部，取“经脉所过，主治所及”之意。正如古代医家窦汉卿所著《标幽赋》中所云：“脾冷胃痛，泻公孙而立愈。”和古代医家席弘所著《席弘赋》也云：“肚痛须是公孙妙，内关相应必然瘳。”

五、按语

针灸治疗腹痛根据病因病机不同效果不一，对外感寒邪、湿热壅滞、饮食内积型引起的腹痛和盆腔炎、急性胆囊炎、胃肠痉挛等针灸效果很好，甚至可起到立竿见影的效果。但对慢性胰腺炎、慢性胆囊炎、前列腺炎、慢性阑尾炎等效果较慢，坚持治疗才能有较好的疗效。对阑尾炎化脓和肿瘤引起的腹痛需结合外科治疗。

第四节　胃反流性食管炎

一、概述

胃反流性食管炎在中医里通常被归类为“噎嗝”“胃脘痛”“嘈杂”等病证范畴。中医认为，胃反流性食管炎的形成主要是由于脾胃功能失调、胃气上逆、痰热内生、气机阻滞等病理机制所致。

二、病因病机

胃反流性食管炎的发生主要由于脾胃虚弱，胃气上逆，食管失其濡养。饮食不节、过食甜食、辛辣刺激、隔夜食物、情志不畅或长期饮酒等因素，损伤脾胃，导致胃气上逆，致胃内容物反流食管至咽喉，灼伤食管黏膜，引发炎症，久而久之腐蚀食管黏膜有可能造成食管癌的风险。若寒邪侵袭，则胃寒气滞，气机不畅，反流症状加重；若热邪内盛，则胃热炽盛，灼伤食管，出现灼热感、反酸、胸骨后烧灼痛等症状。久病不愈，气滞血瘀，食管黏膜受损更为严重，甚则可致食管狭窄等并发症。

三、辨证

胃反流性食管炎常表现为胃部烧灼感、胸骨后疼痛，通常在进食后或躺下时加重。伴随症状可能包括酸水反流至咽喉部不适、咳嗽、嗳气吞酸等。部分患者会出现咽部异物感、恶心、呕吐等症状。病情严重者可能会出现咽喉部炎症、牙齿腐蚀等并发症。常见的体征包括上腹部压痛、食管括约肌功能异常等。

四、治疗

1. 治则

和胃降逆止呕。以任脉、手厥阴、足阳明经穴为主。

2. 主穴

中脘、巨阙、膻中（图 4–13）、华盖（图 4–13）、内关、足三里。

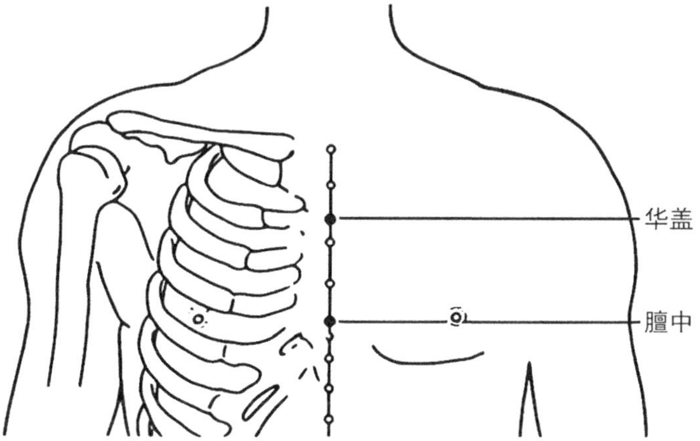

图 4–13　膻中和华盖穴位图解

3. 配穴

肝胃不和加太冲；脾胃虚弱加三阴交。

4. 操作

中脘、巨阙直刺 1.2 寸深，膻中、华盖沿任脉经向中脘穴方向平刺 6 分深，内关直刺 1 寸深，足三里直刺 1.2 寸深，太冲、三阴交直刺 1 寸深。毫针针刺用平补平泻法，留针 20 分钟。中脘、巨阙、膻中、华盖拔罐 10 分钟。

5. 方义

中脘胃之募穴配巨阙起和胃健胃的作用，膻中气之会穴配华盖有理气降逆、止呕止痛作用，内关有宽胸利膈、和胃止呕作用，足三里和胃降逆止呕，三阴交有健脾和胃制酸的作用，太冲有疏肝理气降逆的作用。

五、按语

（1）针刺拔罐治疗胃反流性食管炎疗效显著、有效率高，一般治疗 5 次以内就有显著效果，严重者 1 个疗程（10 次）就可痊愈。本病一般都由胃病发展而来，比药物见效快。针刺拔罐对局部和胃降逆、食管止痛止呕比药物效果好，力量集中，发挥局部的直接治疗作用。

（2）在治疗期间和治疗后，要以健胃护胃为前提，可以避免该病的复发。注意避免过食甜食、不洁、辛辣刺激性食物，以及酒精和膏粱厚味不易消化的食品，不要暴饮暴食，尤以晚餐不宜迟吃或吃得过多，造成饮食停滞在胃腑里而增加胃肠负担，容易引起饮食反流等不适症状。

（3）注意避免受寒凉或饮食过多酸性食物而容易诱发本病。

第五节　便秘

一、概述

便秘指 48 小时未排便者，中医称为“大便难”“燥屎”等，是指排便次数减少、粪便干结、排出困难或排便不尽感等症状。便秘在中医内科中属于常见的病证，通常与脏腑功能失调、气血阴阳失衡等因素相关。

二、病因病机

便秘的发生主要与体内津液不足、气机不畅或脏腑功能失调有关。外因方面，寒邪侵袭则使肠道气血运行受阻，导致大肠失温，脏腑蠕动减缓，出现便秘；湿热内蕴则使肠道失润，便秘伴有腹胀、粪便干结。内因方面，如脾胃虚弱、气血不足，则脾胃运化功能下降，津液无法充盈肠道，造成便秘。情志不畅或饮食不节，也可导致气机郁结，影响大肠功能，造成便秘。年老体弱气虚、排便无力，也可致便秘。

三、辨证

便秘多缓慢发作，患者常感大便干结难排，排便次数减少，或数日不解。部分患者在排便时感腹部胀满、疼痛，甚至需要费力排出干硬粪便，舌苔黄厚腻，脉弦数。气虚型便秘多见于老年人或体虚者，表现为排便无力、便后乏力、面色苍白、舌淡苔薄白、脉弱；血虚型便秘则表现为大便干燥如羊屎，伴有面色萎黄、心悸、头晕、舌淡脉细。若病程迁延日久，患者可因气机不畅或肠道受阻，出现腹胀、腹痛，甚则形成肠梗阻或痔，病情复杂化，应及时治疗。

四、治疗

1. 治法

调理肠胃，行气通便。以足阳明、足太阴、任脉、手少阳及相应背俞穴为主。

2. 主穴

中脘、天枢、关元、支沟（图 4-14）、足三里、三阴交、大肠俞。

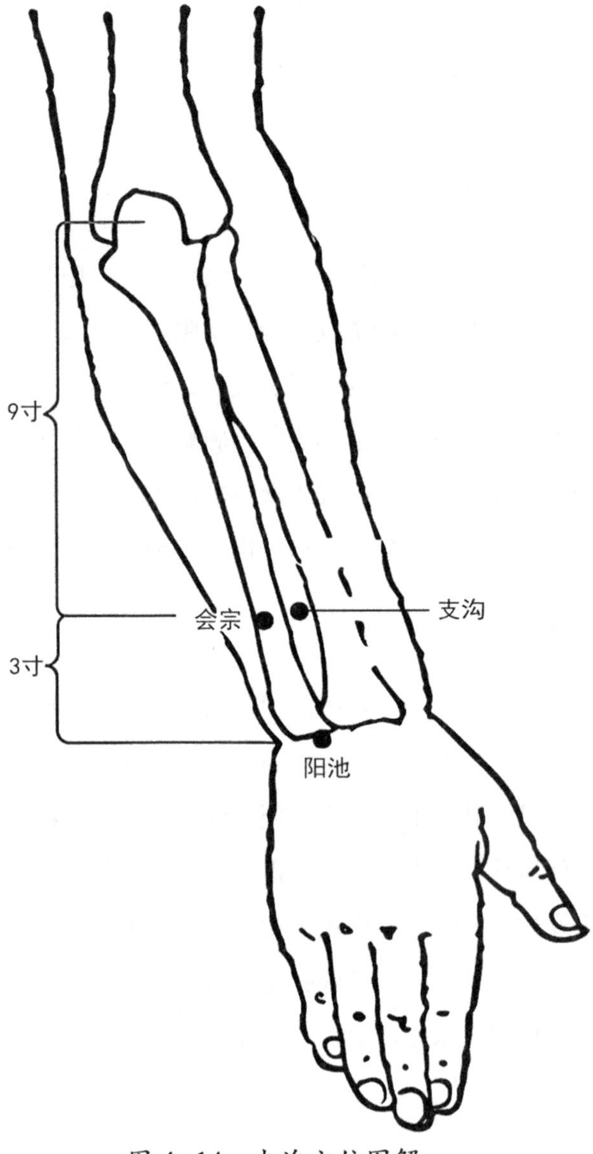

图 4-14　支沟穴位图解

3. 操作

中脘、天枢、关元直刺 1.2 寸深，支沟、三阴交直刺 1 寸深，足三里、大肠俞直刺 1.2 寸深。以上诸穴用毫针针刺平补平泻法，留针 20 分钟。中脘、天枢、关元、大肠俞拔罐 10 分钟。

4. 方义

中脘为胃之募穴、天枢为大肠之募穴、关元为小肠之募穴，三穴共起调理肠胃，通达腑气、促进排便的作用。支沟为三焦经之经穴，起通利三焦气机的作用，足三里、三阴交为表里配穴法，起调理脾胃、助运化、促进排泄的作用。大肠俞为大肠之背俞穴，与天枢相配伍为“俞募配穴法”，起行气、通肠腑、促排便的作用，取“六腑以通为用，以通为补”之意。

五、按语

（1）针刺拔罐治疗便秘有很好的疗效，尤以对病程短、功能性便秘效果最好。对病程长的、年老气虚患者疗效也好但较慢，会出现病情反复的现象，但贵在坚持，方可痊愈；对器质性病变引起的便秘应行综合疗法。

（2）平时多食粗纤维食品、蔬菜、瓜果、蜂蜜等食物及坚持体能锻炼，养成定时排便的习惯。

第六节　呕吐

一、概述

呕吐是以胃内容物由口中吐出为主症的疾病。有声有物谓之“呕”，有物无声谓之“吐”，有声无物谓之“干呕”。临床呕与吐常兼见，难以截然分开，故合称为“呕吐”。西医学中的急慢性胃炎、贲门痉挛、胃扩张、胃神经症、胆囊炎、幽门梗阻、肠梗阻、胰腺炎、尿毒症、颅脑疾病等，以呕吐为主要临床表现者，可参照本节证治分类。

二、病因病机

呕吐的发生主要由于胃失和降，胃气上逆所致。常因饮食不节、情志不畅或外邪侵袭等因素引发。饮食不节导致食滞胃脘，胃气壅滞，不得下行，故胃气上逆而呕吐；外邪侵袭，尤其寒邪犯胃，胃阳受损，脾胃功能失调，导致胃气逆行；情志不畅则肝气郁结，横逆犯胃，胃失和降而致呕。若病程迁延，胃气虚弱，久病及脾，脾胃阳虚，胃气不降，呕吐频作，甚则影响全身气机。

三、辨证

呕吐多急性发作，患者突然出现恶心、呕吐食物，或胃液从胃中反出，伴有胃脘胀痛或不适。寒邪犯胃型多见于饮食生冷或外感寒邪，表现为呕吐清稀胃内容物，得温症减，舌淡苔白，脉浮紧。湿热中阻型则多见于湿热气候，表现为呕吐酸腐苦水，伴有口苦、口干、腹胀，舌苔黄腻，脉弦数；食滞胃脘型则表现为呕吐酸臭食物，吐后腹胀痛稍缓，舌苔白腻，脉滑。若病程迁延，脾胃虚弱者可见反复呕吐，甚则呕吐清涎、胃中水饮上泛，气短乏力，面色萎黄，舌淡苔白腻，脉濡滑。病情复杂时，可能伴发其他消化道器质性病变或全身不适，必要时运用综合疗法治疗。

四、治疗

1. 治法

和胃降逆，理气止呕。以任脉、足阳明、手厥阴、足太阴经穴为主。

2. 主穴

中脘、巨阙、内关、足三里、颔突尖、三阴交。

3. 配穴

脾胃虚弱加胃俞；肝胃不和加太冲；饮食内停加梁门。

4. 操作

中脘、巨阙、梁门均直刺 1.2 寸深，内关、三阴交、太冲均直刺 1 寸深，足三里直刺 1.2 寸深，颔突尖属笔者经验用穴，位于下颌角任脉经线上，承浆穴下 1 寸处，针刺向任脉经方向与承浆穴成 30° 斜刺 6 分深。以上诸穴用毫针针刺平补平泻法，留针 30 分钟，胃俞直刺 8 分深不留针。中脘、巨阙、梁门拔罐10分钟。

5. 方义

中脘为胃之募穴，与巨阙、梁门配伍起和胃降逆、理气止呕的作用，内关有宽胸理气、降逆止呕的作用，足三里配伍三阴交为“表里经配穴法”，有健脾和胃，降逆止呕的作用。颔突尖为治疗呕吐的经验用穴，有降逆止呕之功效。胃俞为胃之背俞穴，与中脘配伍属“俞募配穴法”，有调胃气、降逆止呕之功效。太冲有疏肝理气、降逆止呕之功效。

五、按语

（1）针刺拔罐治疗呕吐效果很好，对外感寒邪、饮食生冷效果最好；对神经性呕吐和胃食管癌变等引起的呕吐效果较慢，贵在坚持必要时采取综合疗法治疗；对胃食管炎症等病变引起的呕吐效果较好，一般通过针刺拔罐治疗均可治愈。

（2）平时饮食适度，避免暴饮暴食，以免损伤胃气。

第七节　呃逆

一、概述

呃逆，中医称为“呃逆”或“哕”，是因胃气上逆，横隔痉挛，气冲于喉间而发声，声短而频，气逆而不畅。呃逆常见于多种疾病中，尤以脾胃不和、寒热错杂、气机失调、药物毒性反应者多见。

二、病因病机

呃逆的发生主要由于胃气上逆，气机不畅所致。常因饮食不节、情志不畅、或外邪侵袭等因素引发。饮食不节导致食滞胃脘，气机阻滞，胃气不降，反而上逆，故引发呃逆；情志不畅则肝气郁结，气机逆乱，胃气失调，气逆于上而成呃逆；外邪侵袭，尤其寒邪犯胃，胃阳受损，寒凝气滞，胃气上逆，导致呃逆频作。若病程迁延不愈，脾胃虚弱，气血不足，胃气上逆频作，甚至引发其他症状（如脾胃气虚、阳气不足），导致呃逆难以止住。此外，药物（如地塞米松等）毒性反应也会引起呃逆不止。

三、辨证

呃逆多急性发作，患者突然出现频繁呃逆，声音短促有力或虚弱，难以自行控制，常伴有上腹胀满或不适。寒邪犯胃型表现为呃声低缓、连连不断，遇寒加重，伴有胃脘冷痛、四肢不温，舌淡苔白，脉浮紧。胃热炽盛型则表现为呃声洪亮、急促有力，伴有口苦、口干、便秘、腹胀，舌红苔黄腻，脉数。若因气机郁滞所致，呃逆多为情志刺激后发作，表现为呃声频作，伴有胸闷、胁胀、烦躁，舌苔薄黄，脉弦。病程迁延日久者，脾胃虚弱，呃逆声低而频，食欲减退，气短乏力，需警惕气机逆乱进一步加重，多见于胃、食管癌，需综合疗法治疗。对药物毒性反应引起的呃逆，采用和胃降逆治法，一般 1 ～ 5 次可治愈。

四、治疗

1. 治法

和胃降逆止呃。以任脉、手足厥阴、足阳明经及相应背俞穴为主。

2. 主穴

膻中、中脘、关元、内关、太冲、足三里、膈俞。

3. 操作

膻中穴沿任脉经向中脘穴方向与皮肤表面成 30° 平刺 6 分深，中脘穴直刺 1 寸深，关元穴沿任脉经向耻骨联合部方向斜刺 1. 2 寸深，针感向前阴部放射感为效佳，内关直刺 1 寸深，最好刺中正中神经出现针感向手指方向放射为效佳，足三里直刺 1. 2 寸深，最好刺中腓神经产生放射感至足，太冲直刺 1 寸深，膈俞向脊柱方向与皮肤表面成 30° 平刺 5 分深。以上诸穴用毫针针刺用平补平泻法，留针 30 分钟。膻中、中脘、关元、膈俞拔罐 10 分钟。

4. 方义

膻中为气会穴，中脘为胃之募穴，关元穴为小肠之募穴，共起理气和胃降逆之功效。内关穴为心包络穴、八脉交会穴通于阴维脉，膈俞位近膈肌，起理气宽胸利膈、降逆止呃之功效。足三里为胃经合穴，起通降胃气止呃之功效。太冲起疏肝理气、降逆止呃的作用。

五、按语

针刺拔罐治疗呃逆效果很好，特别对药物毒性反应引起的、寒邪犯胃引起的、肝气不舒引起的属功能性失调的呃逆效果好。对器质性病变引起的呃逆（如胃癌、食管癌）效果较差，应配合综合疗法治疗。

第五章　运动神经系统病证

第一节　腰腿痛

一、概述

腰腿痛，中医称为“腰痛”“腰脊痛”“腰腿酸痛”“痹证”等。此症多因外感风寒湿热之邪、内伤劳损、气血亏虚等因素引起，病位在腰、腿，涉及肝肾、脾胃、督脉、足太阳经等脏腑及经脉。

二、病因病机

腰腿痛的发生主要由于气血运行不畅，筋骨失养所致。常因外邪侵袭、劳损过度或肝肾亏虚等因素引发。外感寒湿之邪，寒凝湿滞，阻碍经络气血运行，导致腰腿疼痛、沉重感；若湿热蕴结，则湿热阻滞经络，气血运行不畅，疼痛灼热难忍。长期劳损或姿势不当，可致筋脉拘急、气血瘀滞，亦导致疼痛。若肝肾不足，筋骨失养，气血亏虚，腰腿痛反复发作，甚则行动不便，痛处固定不移，病程迁延不愈。

三、辨证

腰腿痛多缓慢发作，患者常感腰部或下肢疼痛、酸胀，活动受限。寒湿型腰腿痛表现为腰腿疼痛沉重，遇寒加重，痛处固定，遇温则缓，舌淡苔白，脉浮紧。湿热型则表现为疼痛灼热，伴有局部红肿，活动后痛势加剧，舌红苔腻，脉弦滑。若因气血瘀滞所致，腰腿痛多为刺痛、胀痛，痛处固定不移，夜间加重，舌有瘀斑，脉涩。肝肾亏虚型腰腿痛则表现为隐痛、酸软无力，休息后有所缓解，常伴有头晕、耳鸣、乏力，舌淡，脉细。部分患者病程迁延日久，可出现腰膝酸软，甚则影响日常活动。

四、治疗

1. 治法

舒筋通络，化瘀镇痛。以足太阳、足少阳经穴为主。

2. 主穴

腰夹脊穴（图 5–1）、环跳（图 5–2）、殷门（图 5–3）、委中（图 5–3）、飞扬（图 5–4）。

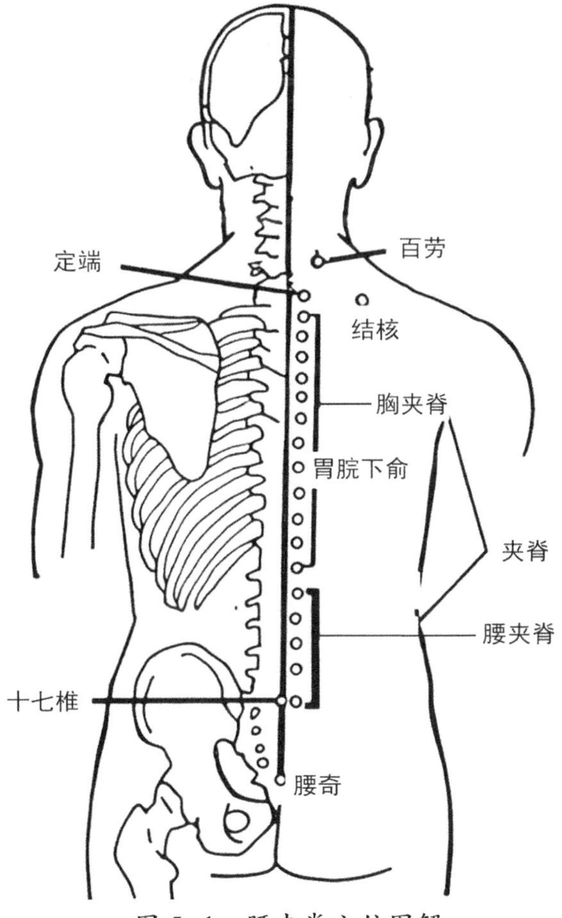

图 5–1　腰夹脊穴位图解

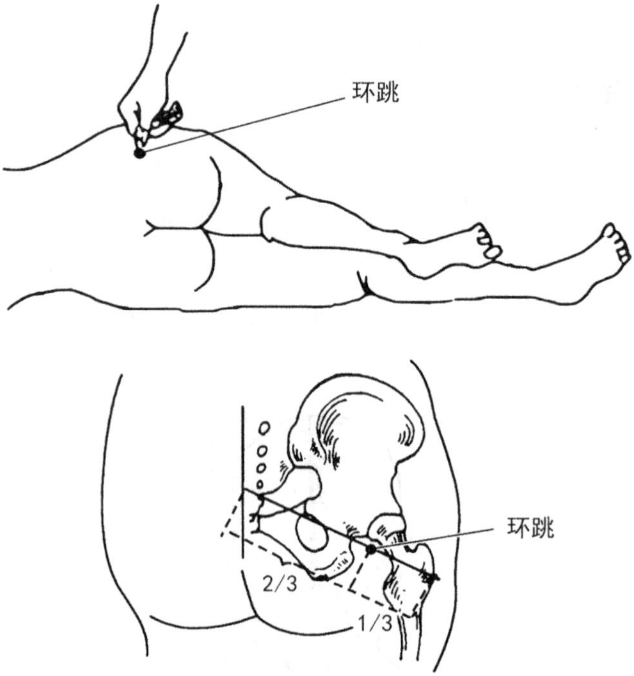

图 5-2　环跳穴位图解

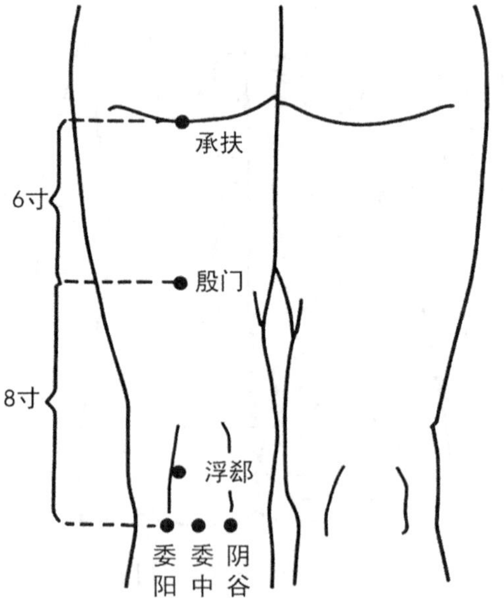

图 5-3　殷门、委中穴位图解

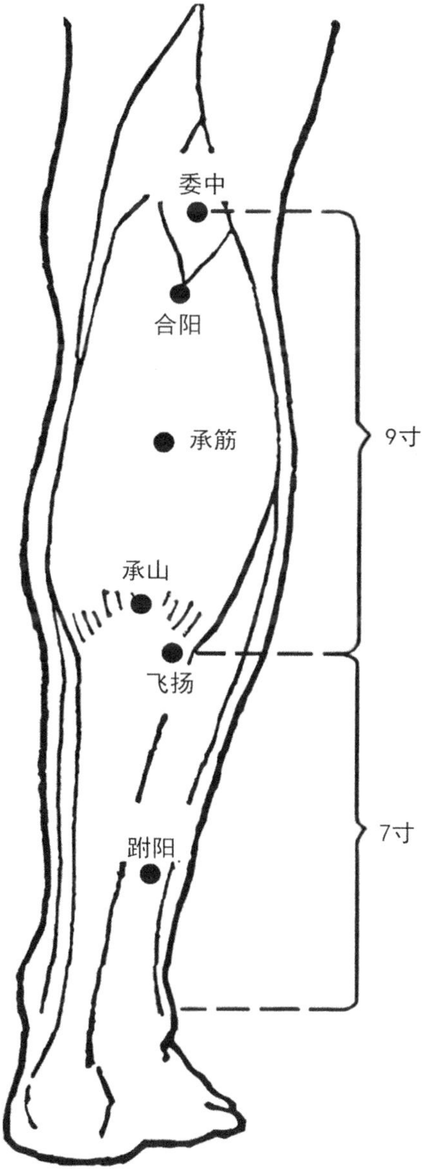

图 5-4　飞扬穴位图解

3. 操作

针刺腰夹脊穴 1. 3 寸深，对身材高大、肥胖者针刺深度 1. 5 寸深，环跳、殷门直刺 2. 5 寸深，要求针刺命中坐骨神经产生放电感传导至足，针刺委中1.2寸深，最好刺中胫神经产生放电感传导至足，针刺飞扬1.2寸深，最好刺中腓神经产生放电感传导至足。以上诸穴针刺用泻法留针20分钟并拔罐10分钟。

4. 方义

腰腿痛一般都由腰椎间盘突出压迫某一边或两边坐骨神经而引起。腰夹脊穴对腰椎间盘突出起舒筋通络、化瘀镇痛的效果，通过针刺治疗让突出的部分回纳到椎间盘。针刺环跳、殷门、委中、飞扬均为“经脉所过，主治所及”。以上诸穴均采用针感传导疗法效果好，起到打通经脉、调和气血、活血化瘀等作用，但要掌握好刺激量，对针感明显的患者，传导1～2下即可，不宜给予刺激量过多，以免患者出现患肢无力或不适。

五、按语

（1）针刺拔罐治疗腰腿痛效果较好，是临床各种疗法中首选疗法之一。针感效应直达病所，比药物、推拿、手术等疗法效果显著，因为安全有效、无风险、渗透力强，疗效在局部集中发挥作用。

（2）注意不要负重劳累，避免感受风寒，保持卧硬板床、保护腰椎的正确姿势等。

第二节　颈椎病

一、概述

颈椎病，中医称为“颈椎综合征”“颈痹”，是指由于颈椎骨关节及其周围组织的退行性改变而引起的一系列临床表现。颈椎病以颈项疼痛、头晕、上肢麻木等为主要表现，多因年老体弱、外伤劳损、长期不良姿势等因素引起。

二、病因病机

颈椎病的发生主要由于气血运行不畅，筋骨失养，导致颈椎结构退变或损伤。常因长期劳损、姿势不正、颈椎屈曲、外邪侵袭等多因素引发。长期伏案工作或不良姿势，导致颈椎筋骨受损，气血瘀滞，脉络不通，颈部酸痛僵硬。外感风寒之邪，寒凝血滞，筋脉拘急，进一步加重疼痛。肝肾亏虚者，筋骨失养，颈椎退行性改变加剧，疼痛反复发作。若病程迁延不愈，可导致气滞血瘀，影响局部及周围组织功能，出现头晕、手麻等症状。

三、辨证

颈椎病多缓慢发作，患者常感颈部疼痛、僵硬，活动受限。寒湿型颈椎病表现为颈部疼痛沉重，遇寒加重，伴有肩背酸痛；气血瘀滞型表现为颈部刺痛、胀痛，痛处固定，伴有头晕、手麻，夜间加重；肝肾亏虚型则表现为颈部酸软无力，隐痛反复发作，常伴有头晕耳鸣、乏力。若病程迁延，病情加重，可引起手臂放射性疼痛、手指麻木，甚则影响上肢功能，导致生活质量下降，严重影响工作和社交。

四、治疗

1. 治法

舒筋通络，化瘀镇痛。以足太阳、足少阳经穴为主。

2. 主穴

颈夹脊穴（图 5-5）、天柱、风池。

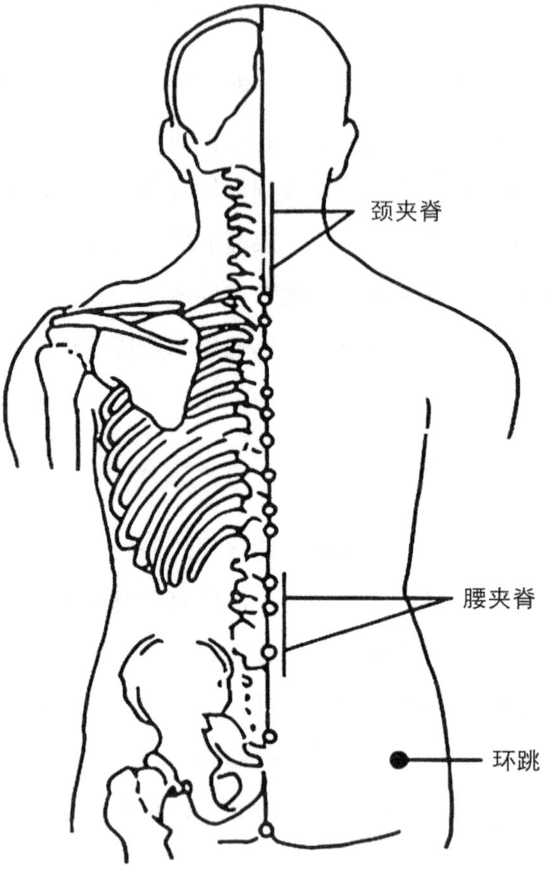

图 5–5　颈夹脊穴位图解

3. 配穴

神门（图 5–6）、曲池、秉风（图 5–7）、天宗（图 5–7）。

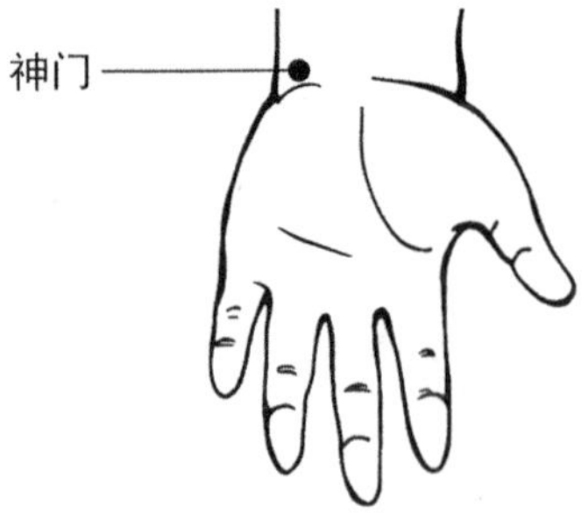

图 5–6　神门穴位图解

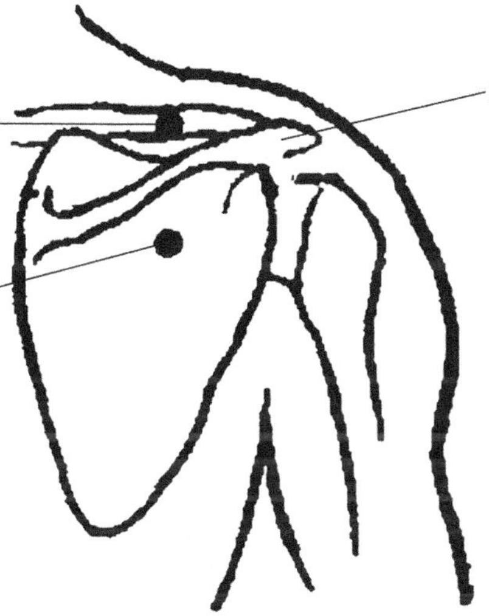

图 5-7　秉风、天宗穴位图解

4. 操作

针刺颈夹脊穴 1.2 寸深，天柱、风池直刺 1 寸深，神门沿手少阴心经向小指方向平刺 8 分深，产生针感传导至指尖，曲池属大肠经直刺 1.2 寸深，最好刺中桡神经产生针感传导至手，秉风直刺 1 寸深，天宗直刺 6 分深。以上诸穴用平补平泻法，留针 20 分钟。颈夹脊穴、秉风、天宗拔罐 10 分钟。

5. 方义

针刺颈夹脊穴、天柱、秉风、天宗起局部舒筋通络、化瘀镇痛的效果，针刺风池、天柱配伍颈夹脊穴共起扩张脑血管、增加血流量之功效，对头晕头痛、耳鸣、视物模糊等有很好的治疗作用。对颈椎病中脊髓型效果较差，仅有辅助治疗之效；颈椎病中最常见的颈椎间盘突出症，如果压迫了上肢臂丛神经造成上肢酸胀、疼痛、麻木影响了功能活动，可以针刺神门、曲池，要求针感分别传导至手指，起到疏通经络、调和气血、活血化瘀、镇痛止麻的效果，即对臂丛神经起到镇痛作用。

五、按语

（1）针刺拔罐治疗颈椎病在临床各种疗法中属于首选疗法，针刺效应直达病所，较药物、推拿、手术等疗法效果显著，因为安全有效、无风险，渗透力强，疗效集中在局部发挥作用。

（2）颈椎病患者平时睡觉不宜使用过高的枕头，保护颈椎姿势端正不宜受屈曲和劳损，避免感受风寒，应适当地活动颈椎。

第三节　腰扭伤

一、概述

腰扭伤，中医称为“闪腰”“闪挫腰部”，是因外力作用或姿势不当，致使腰部筋肉、韧带、关节囊等软组织损伤，引发气滞血瘀、筋脉失养等病理变化。腰扭伤多发于青壮年体力劳动者或运动员，常因搬运重物、突然扭转等原因引起。

二、病因病机

腰扭伤的发生主要由于外力损伤或姿势不当导致筋脉损伤，气血瘀滞所致。常因突然用力过猛、扭转过度、或长期姿势不良等因素引发。外力作用导致筋骨错伤、气血受阻，局部气血瘀滞，经络不通，引发疼痛。若寒湿之邪侵袭，加重筋脉拘紧、气滞血瘀，疼痛更甚。气血不足或劳损过度者，筋骨失养，抵抗力下降，容易导致反复发作。病程迁延日久，瘀血内停，筋脉失养，可引发慢性腰痛，影响日常活动。

三、辨证

腰扭伤多急性发作，患者常因突然用力过猛或姿势不正、负重过度感到腰部突然剧烈疼痛，难以直立或活动。疼痛多为刺痛或钝痛，局部可有压痛、肿胀。寒湿型腰扭伤表现为腰痛沉重，遇寒加重，伴有腰部僵硬；气血瘀滞型腰痛表现为疼痛固定不移，活动受限，伴有局部肿胀、发热感。若病程迁延不愈，腰部疼痛可反复发作，甚则发展为慢性腰痛，影响日常活动和生活质量。

四、治疗

1. 治法

舒筋通络，化瘀镇痛。以足太阳、足少阳经穴为主。

2. 主穴

腰夹脊穴、大肠俞、命门（图 5-8）、环跳。

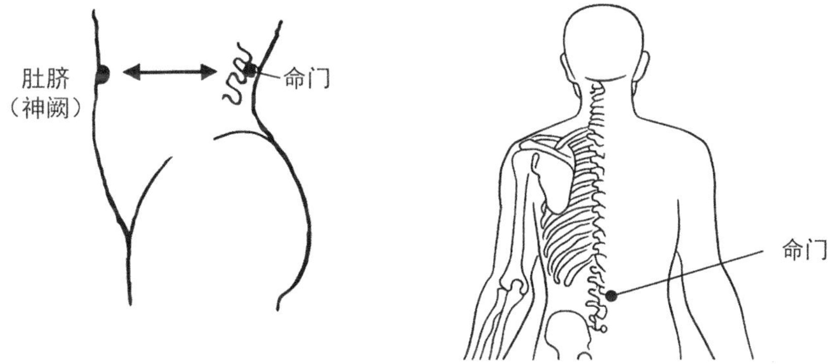

图 5-8　命门穴位图解

3. 操作

腰夹脊穴、大肠俞、命门直刺 1. 2 寸深，环跳穴直刺 2. 5 寸深，运用针感传导疗法刺中坐骨神经产生放电感传导至足。以上诸穴针刺用泻法留针 20 分钟，腰夹脊穴、大肠俞、命门拔罐 10 分钟。

4. 方义

腰夹脊穴、大肠俞、命门对局部共起舒筋通络、化瘀镇痛的效果，环跳有疏通经络、调和气血、活血化瘀镇痛、松解神经根软组织的效果。

五、按语

腰扭伤是针灸临床中最常见的病种之一，针刺拔罐治疗急性腰扭伤有非常好的效果，一般治疗有立竿见影的疗效，针灸 1 ～ 3 次可治愈，是临床治疗方法中最有效的疗法。

第四节　下肢抽筋（痉挛）

一、概述

下肢抽筋，中医称为“筋挛”“痉挛”，是指下肢肌肉不自主的强烈收缩，常伴有剧烈疼痛。此症多因外感风寒湿邪、气血不足、血不养筋、阴阳失调等因素所致。下肢抽筋常见于老年人、体力劳动者、运动员或慢性病患者。

二、病因病机

下肢抽筋（痉挛）的发生主要由于气血不畅，筋脉失养所致。常因寒邪侵袭、气血不足或体液失调、血不养筋等因素引发。寒邪侵入下肢，导致筋脉拘急，气血运行不畅，出现抽筋；气血不足则筋脉失于濡养，导致下肢筋脉收缩痉挛，容易引发抽筋；大量出汗、体液流失过多或电解质紊乱时，筋脉失养，也容易导致抽筋。若病程迁延不愈，寒邪久滞，气血虚弱，抽筋症状可频繁发作，尤其在夜间或疲劳后更为明显。

三、辨证

下肢抽筋（痉挛）多在夜间或休息时急性发作，患者突然感到下肢肌肉剧烈收缩、疼痛，难以自行缓解，常需按摩或伸展肌肉才能缓解。寒邪侵袭型表现为抽筋时伴有下肢寒凉感，遇寒加重，热敷后症状缓解；气血不足型则表现为抽筋频发，常伴有肢体乏力、麻木，尤其在疲劳或体液流失后更易发作。若病程迁延不愈，下肢肌肉可因反复痉挛而出现僵硬、疼痛，甚至影响行走或活动，需引起重视。

四、治疗

1. 治法

舒筋松解术。

2. 主穴

环跳。

3. 操作

环跳直刺 2.5 寸深左右，掌握正确的针刺操作技术，运用李氏针感传导疗法传导至足，对进针的角度、方向和深度要把握准，因为好的针感才能有好的疗效，针感传导至足 1 ～ 2 下即可，不留针并立即出针。

4. 方义

针刺治疗本病屡见屡效，立竿见影，立即起到解痉松解作用，属针灸临床中的优势病种之一。但针刺操作技术决定疗效，因为各人的针刺操作技术含金量不一样，所以治疗疗效也不一样。

五、按语

避免感受风寒等诱发因素。

第五节　腹股沟大腿内收肌群疼痛

一、概述

腹股沟大腿内收肌群疼痛，中医称为“股内侧痛”“腿内侧痛”，是指大腿内收肌群部位的疼痛不适。该症多因外伤、劳损、风寒湿邪侵袭、气血不足等因素引起。腹股沟大腿内收肌群主要包括股薄肌、股长收肌、股短收肌和股大收肌群等，其功能主要是使大腿内收、旋内。

二、病因病机

腹股沟大腿内收肌群疼痛的发生主要由于气血不畅、筋脉损伤或寒湿侵袭所致。常因过度运动劳累、姿势不正、外力损伤或寒湿侵袭等因素引发。过度运动劳累或姿势不正导致肌肉劳损，气血运行受阻，筋脉失养，出现疼痛；外力损伤则引起局部气血瘀滞，筋脉不通，导致疼痛加剧。寒湿之邪侵袭腹股沟大腿内侧，筋脉拘急，气血运行不畅，疼痛加重，尤其在寒冷或潮湿环境下更为明显。若病程迁延不愈，气血瘀滞，肌肉疼痛可反复发作，影响行走和日常活动。

三、辨证

腹股沟大腿内收肌群疼痛多因急性发作或运动过度后出现，患者常感腹股沟大腿内侧肌肉疼痛、酸胀，活动时加重，功能受限，尤其在内收动作时疼痛明显。寒湿型疼痛表现为疼痛沉重，遇寒或湿冷环境加重，伴有局部僵硬感；气血瘀滞型则表现为疼痛剧烈，痛处固定，局部可能有压痛或瘀斑，活动受限。若因气血不足或长期劳损所致，疼痛多为隐痛，反复发作，伴有乏力，肌肉易疲劳。病程迁延不愈者，疼痛可进一步影响行走和日常活动，甚则引发二次损伤。

四、治疗

1. 治法

舒筋松解术。

2. 主穴

患侧太溪（图 5-9）、三阴交。

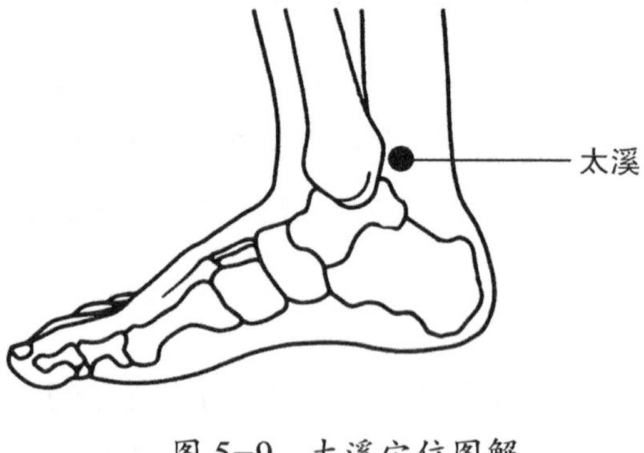

图 5-9　太溪穴位图解

3. 操作

首先针刺太溪穴，针身与跟腱成 30° 斜刺 6 分深，要求刺中胫神经出现针感向足趾方向传导 1 ～ 2 下，然后直刺三阴交穴 1 寸深，同样要求刺中胫神经出现针感放射至足尖 1 ～ 2 下即可。针刺用泻法，留针 10 分钟，腹股沟大腿内收肌群患处拔罐 10 分钟。

4. 方义

针刺足少阴肾经太溪、足太阴脾经三阴交，二经脉均循行经过腹股沟大腿内侧，属“经脉所过，主治所及”之意，有松解局部神经肌肉等软组织的作用，局部拔罐 10 分钟，一般通过针刺拔罐治疗可达到立竿见影的效果，关键是二穴的针感传导作用，没有理想的针感就没有很好的效果，一般 1 ～ 3 次才可痊愈。

五、按语

针刺拔罐治疗腹股沟大腿内收肌群疼痛可达到立竿见影的效果，该病并不复杂，且容易治愈，治疗的关键在针刺操作技术上，治愈率高、见效快。

第六节　落枕

一、概述

落枕，中医称为“失枕”“颈部筋痹”，是一种急性颈部肌肉和韧带的损伤性疾病。此症多因睡眠时姿势不当、颈部受凉致气血运行受阻等因素引起，导致颈部肌肉痉挛、疼痛和活动受限。

二、病因病机

落枕的发生主要由于气血不畅，筋脉拘急，常因睡眠姿势不正、寒湿侵袭或颈部劳损等因素引发。睡眠姿势不正或枕头高低不适，导致颈部肌肉长期处于不良状态，气血运行受阻，筋脉拘紧，出现疼痛和活动受限。寒湿之邪侵袭颈部，寒凝血滞，筋脉不通，导致颈部僵硬、疼痛加重，尤以清晨起床时为甚。长期劳损或颈部肌肉疲劳，也可使气血不足，筋脉失养，容易引发落枕。若不及时调治，气血瘀滞，可导致疼痛反复发作，影响颈部正常功能，久而久之易转化为颈椎病。

三、辨证

落枕常在睡眠后急性发作，患者醒来时感到颈部僵硬、疼痛，活动受限，尤以转侧或低头时疼痛加剧。寒湿型落枕表现为颈部疼痛沉重，遇寒加重，伴有僵硬感，局部按之有凉感；气血瘀滞型表现为颈部刺痛，痛处固定，按压时疼痛明显加剧，活动受限。若因气血不足或长期劳损所致，疼痛多为隐痛，伴有颈部乏力、酸胀。病程迁延不愈者，疼痛可反复发作，甚至影响上肢功能，需及时调治。

四、治疗

1. 治法

舒筋通络，化瘀镇痛。

2. 主穴

颈部阿是穴、列缺穴。

3. 操作

首先针刺列缺穴时，按迎随补泻手法中用泻法以逆经而刺 6 分深，同时患者应小幅度转头，自觉颈部疼痛感明显缓解直至疼痛感消失并留针 10 分钟，对当时疗效不显著者再针刺局部阿是穴并拔罐 10 分钟，以加强疗效。

4. 方义

针刺拔罐治疗颈部阿是穴有对局部解痉镇痛作用。列缺穴属手太阴肺经，其经别别行于手阳明经、循行于颈部，故对颈部病症有治疗作用。

五、按语

颈部避风寒，枕头不宜过高，转头不宜过猛。

第七节　面瘫

一、概述

面瘫是以某一侧面颊口眼向另一侧歪斜为主症的病证。本病可发生于任何年龄，无明显的季节性，多发病急速，以一侧面部发病多见。手、足阳经均上头面部，当病邪阻滞面部经络，尤其是手太阳和足阳明经筋功能失调，可导致面瘫的发生。

面瘫临床上分为周围性面瘫和中枢性面瘫两类，两者在发病原因与症状方面有很大的区别。本病相当于西医学的周围性面神经麻痹，西医对该病的病因也不十分明确，最常见于贝尔麻痹，认为因风寒导致面神经血管痉挛，局部缺血、水肿，使面神经受压，神经营养缺乏，甚至引起神经变性而发病。另外，也有因疱疹病毒和局部炎症（如中耳炎、拔牙损伤面神经或乳突部神经根外伤）等引起非化脓性炎症所致，如亨特面瘫。本病应与中枢性面瘫相鉴别。

二、病因病机

劳作过度，机体正气不足，脉络空虚，卫外不固，风寒或风热乘虚入中面部经络，致气血痹阻，经筋功能失调，筋肉失于约束，出现㖞僻。正如《灵枢·经筋》云：“足之阳明，手之太阳，筋急则口目为僻。”周围性面瘫包括眼部和口颊部筋肉的症状，由于足太阳经筋为“目上网”，足阳明经筋为“目下网”，故眼睑不能闭合为足太阳和足阳明经筋功能失调所致；口颊部主要为手太阳和手、足阳明经筋所主。因此，口歪主要系该三条经筋功能失调所致。病变日久，筋络失养，可出现筋肉挛缩拘急，发生“倒错”现象。

三、辨证

面瘫常急性发作，常在睡眠醒来时，发现一侧面部肌肉强直、麻木、瘫痪，额纹消失，眼裂变大，露睛流泪，鼻唇沟变浅，口角下垂歪向健侧，病侧不能皱眉、蹙额、闭目、露齿、鼓颊、食滞面颊内、饮水时患侧口角漏水。部分患者初起时有耳后疼痛，严重者波及患侧后头疼痛，还可出现患侧舌前 2/3 味觉减退或消失、听觉过敏等症。部分患者病程迁延日久，可因瘫痪肌肉出现挛缩，口角反牵向患侧，甚则出现面肌痉挛属神经兴奋所致，形成“倒错”现象。

四、治疗

1. 针灸治疗

（1）治法：祛风通络，疏调经筋。以手足阳明和手足太阳经穴为主。

（2）主穴：下关（图 5–10）、四白、阳白（图 5–11）、颧髎（图 5–12）、颊车（图 5–13）、夹承浆（图 5–14）、合谷。

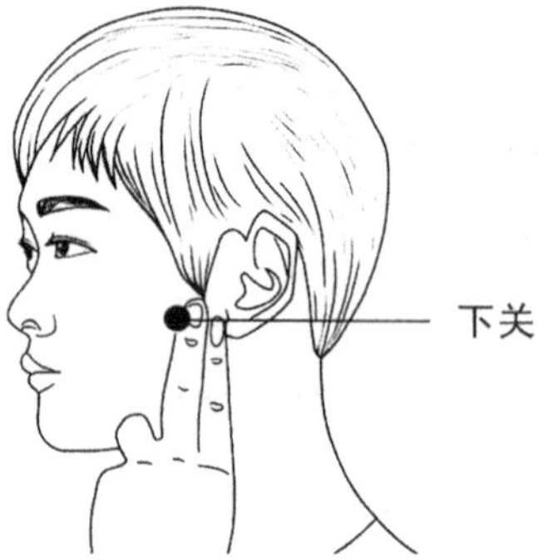

图 5–10　下关穴位图解

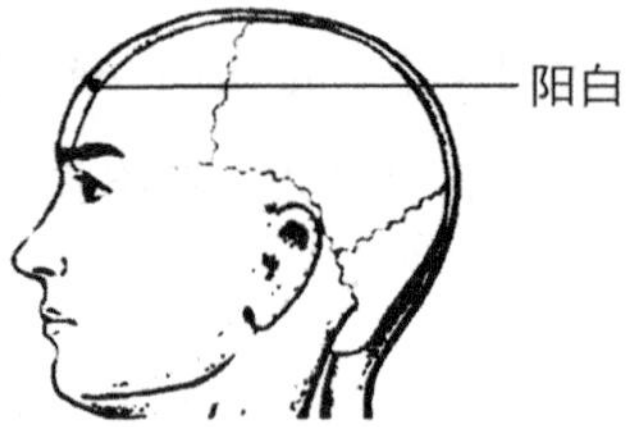

图 5–11　阳白穴位图解

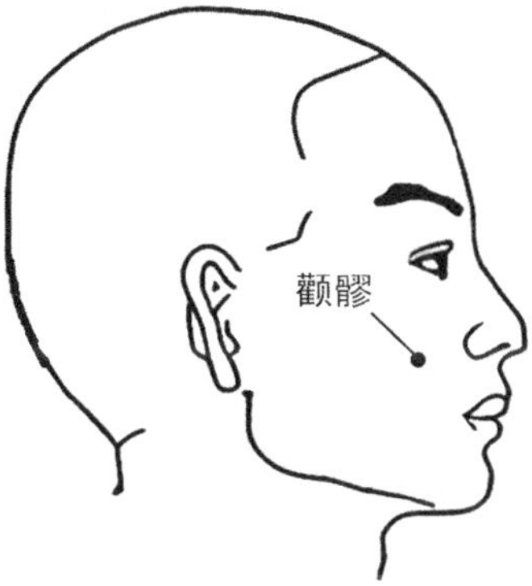

图 5-12　颧髎穴位图解

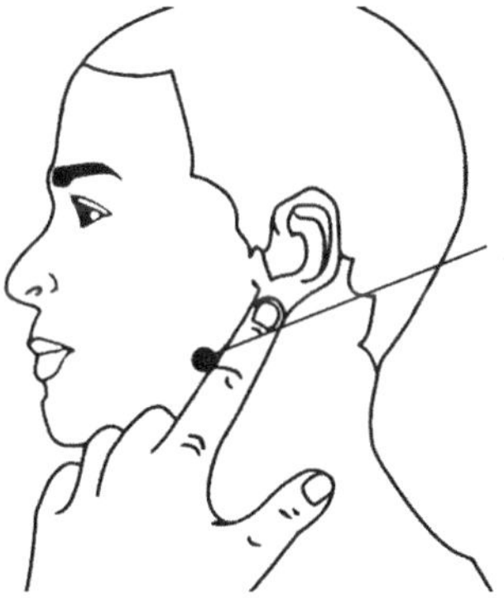

图 5-13　颊车穴位图解

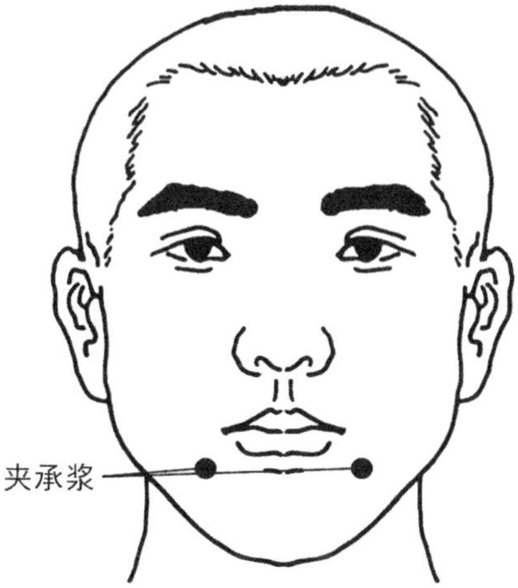

图 5-14　夹承浆穴位图解

（3）配穴：鼻唇沟变浅加迎香；乳突部疼痛加翳风（图 5-15）；波及到后头疼痛加阿是穴。

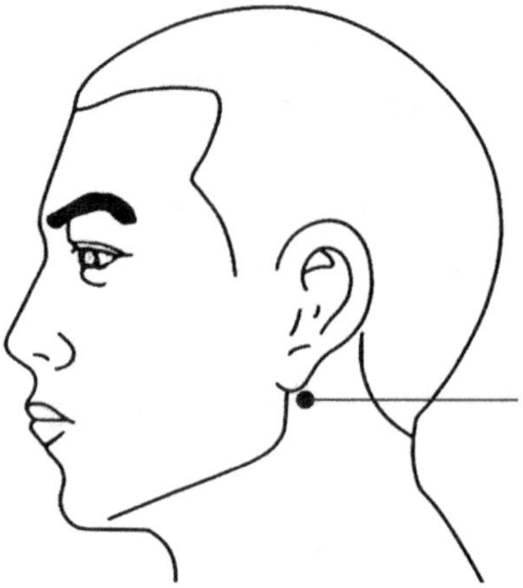

图 5-15　翳风穴位图解

（4）针刺操作：下关直刺 1 寸，四白向巨髎穴方向成 45° 斜刺 8 分深，阳白向瞳孔方向成 45° 斜刺 1 寸深，颧髎直刺 1 寸深，颊车向地仓方向平刺 1.2 寸深，夹承浆（经外奇穴，在面部承浆穴旁开 1 寸处）向大迎方向平刺 1 寸深，合谷直刺 1 寸深，迎香穴向大迎方向斜刺 5 分深，翳风直刺 1 寸深。以上诸穴用平补平泻法，留针 20 分钟。

2. 拔罐疗法

对面瘫初期乳突部神经根处（翳风穴附近）疼痛拔罐 10 分钟，对久治未愈的面瘫后遗症也可在面颊部或阳白穴拔罐 5 分钟。

3. 方义

针刺面部腧穴可起疏调局部筋络气血，活血通络之功效。合谷为循经远端取穴可祛除阳明筋络之邪气，祛风通络。拔罐对神经根处疼痛（一般针拔治疗 3 次，疼痛可愈，只有神经根处痛止、炎症水肿消失后，面瘫恢复较快）和久治未愈的面颊部起到加速神经修复的作用。

五、按语

（1）针灸治疗面瘫具有显著的效果，是自古以来临床各科中治疗本病安全有效的首选疗法。一般本病分 3 期，前 1 周为急性期，1 周至 3 个月为恢复期，3 个月后为后遗症期。3 个不同时期都可以针灸治疗，针灸越早，治疗效果越好。对后遗症期效果较慢，原因是错过了最佳恢复期，这时要鼓励患者坚持不懈、持之以恒才能获得痊愈的效果，针灸治疗比药物效果好，因为针刺效果发挥在局部力量集中，对神经修复比药物效果快。

（2）周围性面瘫的疗效与病程长短和面神经损伤节段部位高低，以及受损程度密切相关。急性期针刺拔罐治疗对局部有消炎（属无菌性炎症）消水肿的作用。关于“面瘫发病 1 周不宜针刺”的观点缺乏科学依据，甚至误导了中西医同行和广大患者。因为中医自古以来《针灸学》教材没有这种说法，《针灸实验学》教材中也证明了针灸有消炎消水肿的作用，因此关于“面瘫发病 1 周不宜针刺”的说法没有科学依据。

（3）面部应避免风寒，必要时应戴口罩保护，可做热毛巾（37℃左右）对患侧面部热敷按摩可以加速局部血液循环，对神经修复有帮助。

第八节　三叉神经痛

一、概述

三叉神经痛是一种常见的慢性疼痛症状，其特点是在面部三叉神经分布区域产生突发性、剧烈的电击样抽筋般的疼痛。三叉神经是颅脑的第五对脑神经，负责面部的感觉传导，包括额部、上颌和下颌。三叉神经痛的疼痛通常非常剧烈，能够给患者带来极大的痛苦，又称“天下第一痛”，属疑难病证之一，临床以中下支发病多见。

在中医学中，三叉神经痛称为“颜面痛”或“牙痛”，其主要与气滞血瘀、外感风寒刺激、肝火上扰等有关。

二、病因病机

三叉神经痛的发生主要由于风寒湿邪侵袭、气滞血瘀或肝火上炎及拔牙误伤三叉神经所致。风寒湿邪侵袭，尤其在寒冷季节或外感风寒刺激，外邪入侵，阻滞经络，导致气血运行不畅，面部经络失养，引发剧烈疼痛；气滞血瘀，则因情志不畅、外伤或久病入络，气机阻滞，血行不畅，经络痹阻，面部神经受累，疼痛剧烈难忍；肝火上炎，则因情志刺激或饮食不节，肝火内炽，上扰清窍，导致经络失和，面部疼痛剧烈发作。若不及时治疗，三叉神经痛可反复发作，影响生活质量，甚至导致面部肌肉痉挛或萎缩。

三、辨证

三叉神经痛多急性发作，患者常感到面部一侧突发性剧烈疼痛，疼痛如刀割、电击，发作时间短暂，呈阵发性反复发作，诱因包括触摸、说话、进食、冷热刺激等。风寒型三叉神经痛表现为疼痛部位多固定，遇风寒加重，舌淡苔薄白，脉浮紧。肝火上扰型则表现为面部疼痛伴有口苦、易怒、头痛、眩晕，舌红苔黄，脉弦数；痰湿阻滞型表现为疼痛伴有面部沉重感，常在受凉或疲劳后发作，舌苔白腻，脉滑。气血瘀滞型则表现为面部刺痛，痛处固定，舌质紫暗或有瘀斑，脉弦涩。若病程迁延不愈，三叉神经痛可严重影响患者的生活质量，需及时调治。

四、治疗

1. 治法

疏通经络，活血化瘀镇痛。以足太阳、手足阳明经穴为主。

2. 主穴

（1）上支：头维（图 5–16）、阳白、丝竹空（图 5–17）、外关。

（2）中支：四白、迎香、颧髎、下关。

（3）下支：颊车、大迎（图 5–18）、夹承浆、翳风。

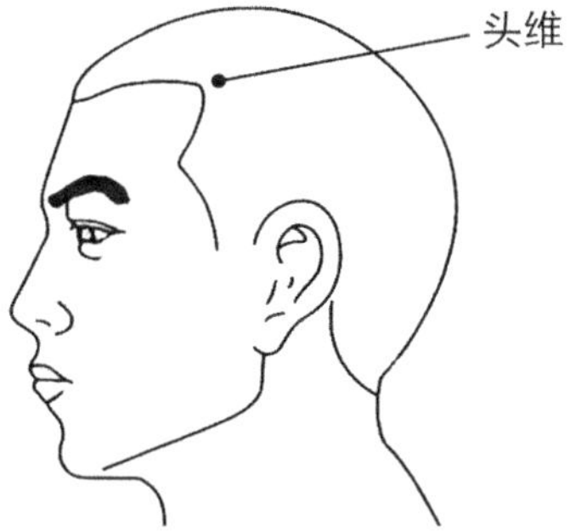

图 5-16　头维穴位图解

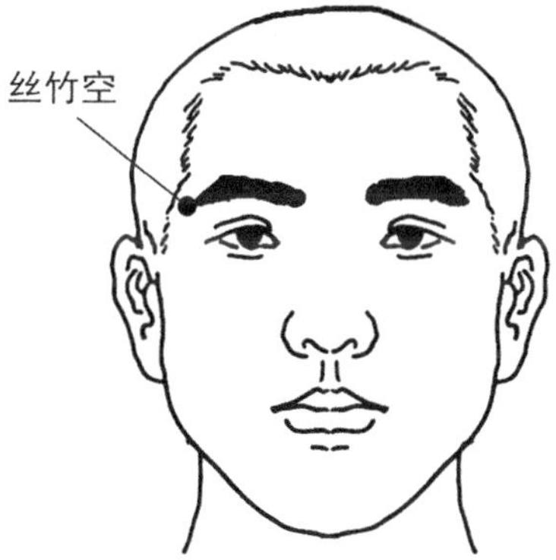

图 5-17　丝竹空穴位图解

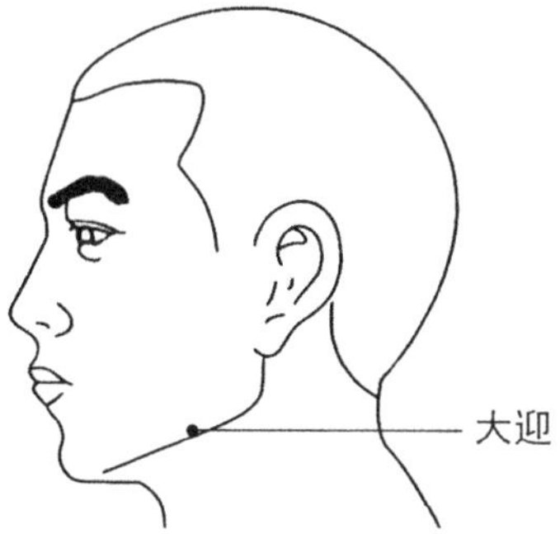

图 5-18　大迎穴位图解

3. 配穴

风寒证加风池、列缺；风热证加风池、合谷；气血瘀滞证加内关、太冲。

4. 操作

针刺头维、阳白、丝竹空、四白、迎香、大迎、夹承浆均斜刺 5 分深，外关、下关、颧髎、翳风直刺 1 寸深，颊车向地仓方向平刺 1 寸深，风池、合谷、太冲、内关四穴均直刺 1 寸深，列缺逆经而刺 6 分深，用泻法留针 30 分钟，疼痛剧烈者可延长至 60 分钟，以加强镇痛效果。

5. 方义

以上每支头面部腧穴分别为局部取穴，共起相应的每支通络化瘀镇痛效果，对四肢远道取穴为循经取穴和相应的病因治疗。

五、按语

（1）三叉神经痛属疑难病证，卡马西平虽有效，但久服效果也不显著且有毒性反应，所以患者不愿意接受。针刺治疗三叉神经痛有一定的疗效，但坚持才能有理想的效果，该病容易出现疗效反复，应树立信心，坚持治疗，方可治愈。

（2）在饮食中，避免饮食冷热刺激及避免感受风寒而诱发，应加强保暖防护措施。

第六章　心脑血管系统病证

第一节　中风

一、概述

中风，西医称为“卒中”或“脑卒中”，是指突然发生的以半身不遂、语言不利、口眼歪斜等为主要表现的疾病。中风包括缺血性中风和出血性中风，病因多样，常因风、火、痰、瘀、虚等因素引起。

二、病因病机

中风的发生主要由于正气不足，内外因共同作用下，导致气血逆乱，风痰阻络，脑脉失养。内因多为肝肾不足、气血亏虚，导致肝阳上亢，或脾失健运，生痰生湿，痰浊上扰，或情志不畅，肝气郁结，气机逆乱。外因则包括风、寒、暑、湿等外邪侵袭，尤其以风邪最为常见，风邪入中，引动肝阳，血随气逆，上犯清窍，导致经脉痹阻，或风痰阻络，血瘀脑络，出现中风症状。正气不足，无法驱邪外出，加速了中风的发生和发展，甚则出现半身不遂、口眼歪斜、语言不利等症状。

三、辨证

中风多为急性发作，患者常突然感到半身不遂、口眼歪斜，肢体麻木、无力，或伴有语言不利、意识模糊等症状。风痰阻络型中风表现为突发性偏瘫，肢体沉重、麻木，口舌歪斜，言语不清，伴有头晕、恶心，舌苔白腻，脉弦滑；肝阳上亢型表现为面红目赤，头痛眩晕，肢体震颤，甚则晕厥，舌红苔黄，脉弦；气虚血瘀型多见于体虚患者，表现为半身不遂，面色苍白，乏力，伴有心悸、气短，舌淡苔薄，脉细弱无力。若病程迁延不愈，可见肢体肌肉萎缩，关节挛缩，生活自理能力下降，应加强康复治疗。

四、治疗

1. 中经络

（1）治法：疏通经络，醒脑调神。以督脉、足少阳、手阳明、足厥阴经穴为主。

（2）主穴：风池、风府（图 6–1）、肩髃（图 6–2）、曲池、合谷、环跳、阳陵泉（图 6–3）、太冲。

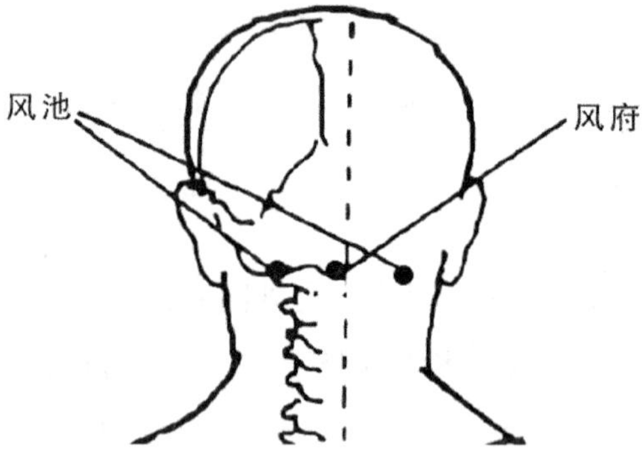

图 6–1　风池、风府穴位图解

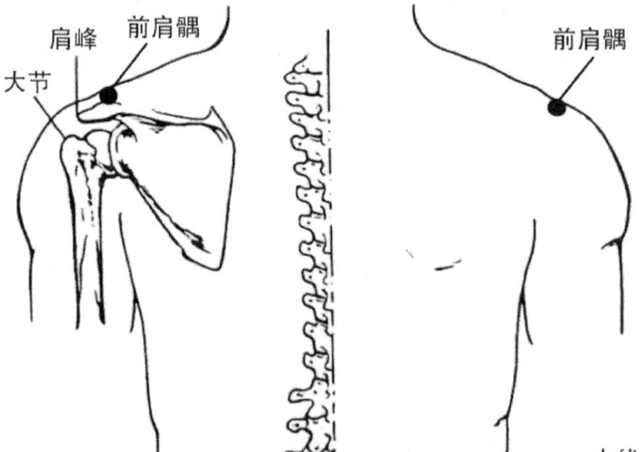

图 6–2　肩髃穴位图解

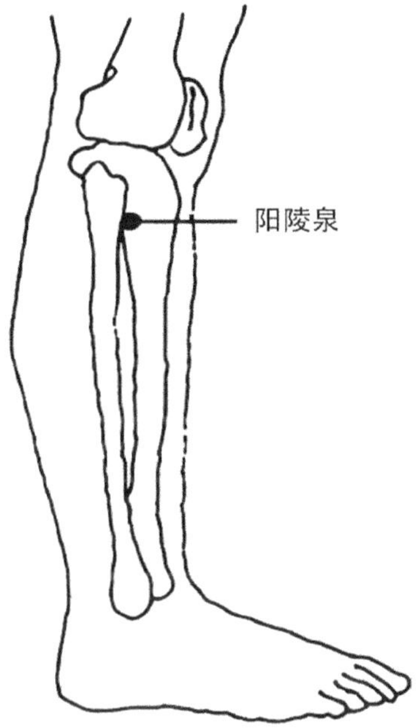

图 6-3　阳陵泉穴位图解

（3）配穴：口角歪斜加颊车、夹承浆；语言不清加廉泉（图6-4）、通里（图6-5）；肘关节挛缩加尺泽；手指腕关节挛缩加神门、大陵（图6-6）；足内翻加丘墟（图6-7）透照海（图6-8）、商丘（图6-9）、阿是穴（照海下1寸）。

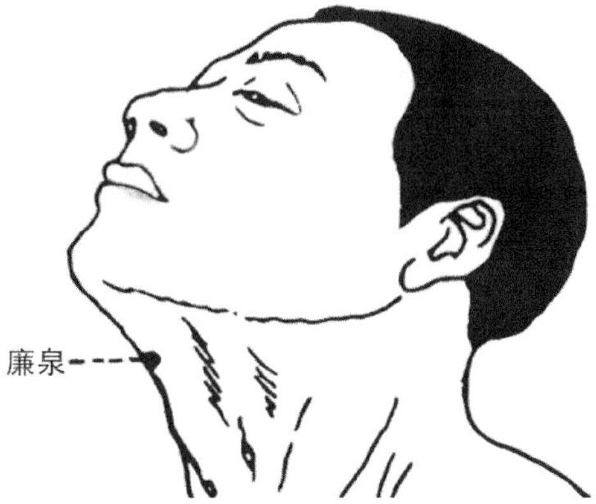

图 6-4　廉泉穴位图解

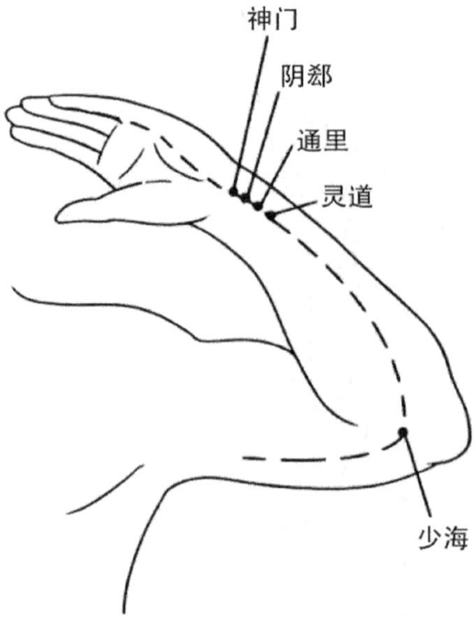

图 6-5　通里穴位图解

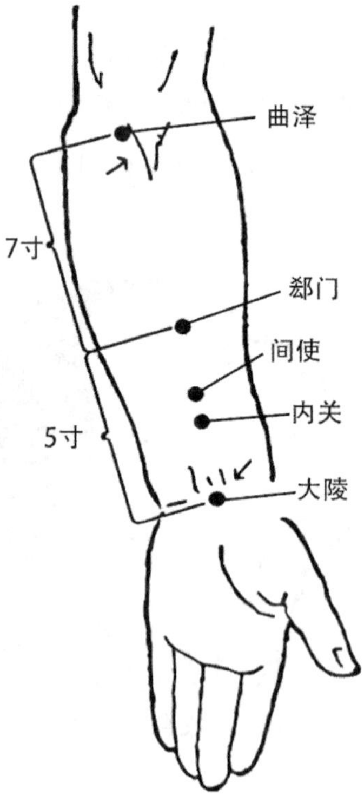

图 6-6　大陵穴位图解

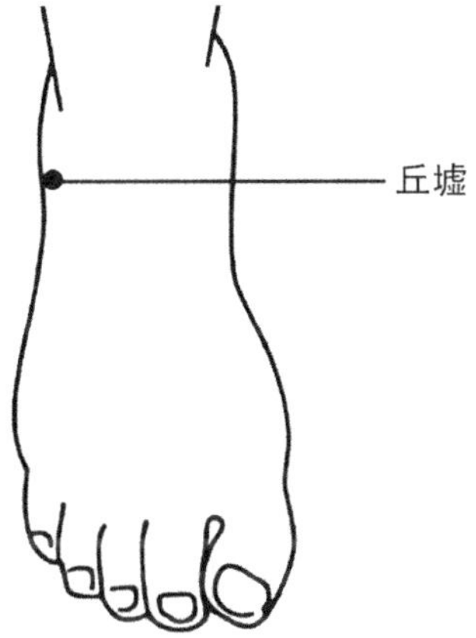

图 6-7　丘墟穴位图解

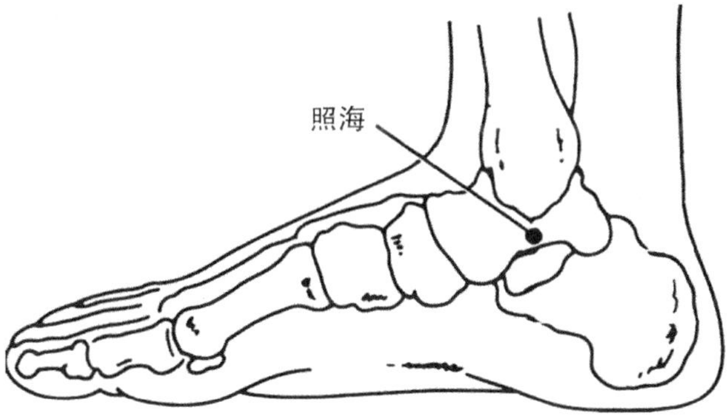

图 6-8　照海穴位图解

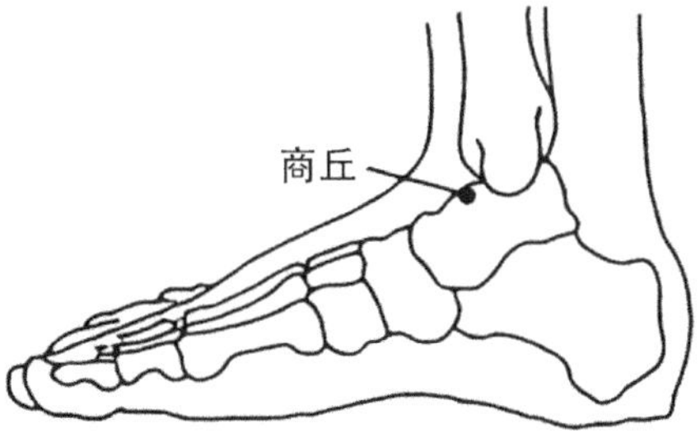

图 6-9　商丘穴位图解

（4）操作：针刺风府，针尖向下颌角方向刺 1 寸深，风池直刺 1 寸深，以上二穴靠近延髓、小脑，勿针刺超过 1.5 寸，以免有风险；肩髃、曲池、合谷、阳陵泉、太冲分别直刺 1 寸深，环跳直刺 2.5 寸左右，运用李氏针感传导疗法，刺中坐骨神经而产生放电样针感传导至足 1～2 下即可，刺颊车向地仓方向平刺 1 寸深，刺夹承浆向承浆方向平刺 8 分深，廉泉直刺 1 寸深，刺入后用提插捻转再向左右不同方向针刺 1 寸深，针刺双侧通里向神门方向平刺 1 寸深。在针刺尺泽时以刺中桡神经最佳，产生放射感至手，医者用左手掌向患侧大陵穴向下慢慢按压，同时用右手持针慢慢提插捻转，这对患者肘关节起到松解、舒展、矫正痉挛状态的作用。当腕关节手指肌张力增高造成痉挛屈曲时，针刺大陵、神门，针尖向手心方向平刺 5 分深，以分别刺中正中神经和尺神经最佳，产生放射感传导至指尖，一般对腕关节指关节起到舒展、松解、矫正的作用。针对踝关节肌张力增高造成的足内翻，先针刺丘墟透照海 1.2 寸，让其局部先松解，然后再针刺商丘向足临泣方向斜刺 8 分深，阿是穴向涌泉方向斜刺 1 寸深，在分别针刺商丘和阿是穴时，医者左手掌向下按压患侧大都穴，同时用右手持针慢慢提插捻转，边向下按压边针刺，对患者踝关节肌张力增高造成的痉挛屈曲起到松解、舒展、矫正的作用。除风府、双风池、双通里、廉泉外，其余穴位均取患侧，用平补平泻法，不留针。除风府、风池、合谷、太冲、大陵、神门、阿是穴、商丘、丘墟外，其余诸穴拔罐 10 分钟。

（5）方义：风池、风府主治一切风证，有疏通脑络、活血化瘀、恢复脑功能等作用，是治疗缺血性中风、出血性中风的主穴；肩髃、曲池、合谷、环跳、阳陵泉、太冲、通里、尺泽、神门、大陵、丘墟透照海、商丘、阿是穴（照海下 1 寸）共同起到疏通经络、调和气血、恢复上下肢功能活动等作用。颊车、夹承浆对口眼歪斜有恢复作用，廉泉配风府（风府与哑门功效很接近）对打开口窍、恢复语言功能有帮助，不语或语言不清属中西医公认的难题，应坚持治疗，方能有好转。以上诸穴均不留针，根据笔者多年的临床经验，对功能低下的中风后遗症患者应用兴奋激发的治法以促进其恢复，不建议用留针抑制的方法，治法，特别是针刺操作技术应要求具体化、操作规范化、具体证型系统化等。

2. 中脏腑

（1）治法：醒脑开窍，启闭固脱。以督脉、足厥阴经穴为主。

（2）主穴：风府、百会（图 6-10）、风池、双合谷、双太冲。

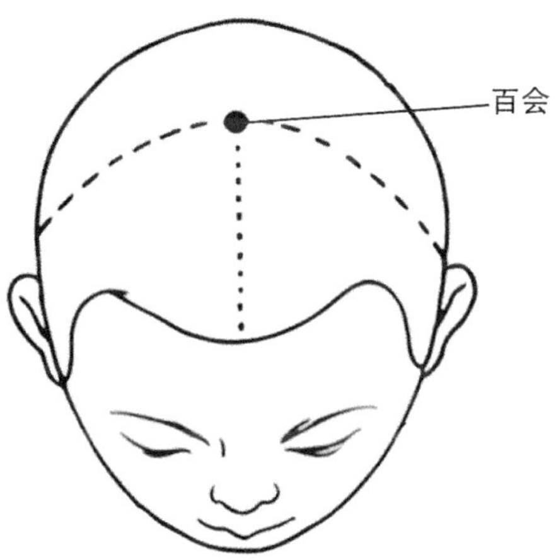

图 6-10　百会穴位图解

（3）配穴：闭证取十二井穴；脱证取神阙、气海、关元。

（4）操作：针刺风府、风池方法同上，针刺百会沿督脉经向风府方向平刺 1 寸深，针刺双合谷、双太冲各 1 寸深。十二井穴点刺出血，神阙、气海、关元不针重灸各 20 分钟。

（5）方义：风府、风池、百会局部取穴对平肝息风、疏通脑络、醒脑开窍、启闭固脱、恢复脑功能等有较好的疗效，故古代《行针指要赋》曰：“或针风，先向风府、百会中。”其实风府、风池历代医著都有记载，均认可对脑病诸疾有比较好的疗效，但近代很多针灸临床医师和高校针灸教材中已逐渐淡化二穴的运用，可能与局部解剖结构靠近小脑和延髓有关，故不敢运用二穴。其实掌握好正确的针刺操作技术是没问题的，关键是掌握好针刺深度、角度和方向等，以免发生意外。合谷、太冲合称“四关穴”，主治一切风证，有较好的效果。十二井穴用于开窍启闭；重灸神阙、气海、关元用于回阳固脱之危症。

五、按语

（1）针灸拔罐治疗中风有较好的疗效，但要掌握好前半年内最佳恢复期，一般半年后效果较慢。疗效关键在于辨证施治与发病时间节段及病情程度和脑神经损伤的部位等。诊疗及时、病情轻、治法对症、发病部位不在脑部重要部位、又无其他并发症者效果比较好，通过针灸拔罐治疗可能达到完全康复如常人。反之，效果较差，但贵在坚持，只有通过坚持治疗才有好转的希望，才有提高生活质量的可能。该病具有发病急、变化快、致残率高、复发率高、死亡率高等特点，故应防治结合，定期做相关检查，以免复发。

（2）平时注意戒烟、限酒，劳逸结合，忌食膏粱厚味，情绪要稳定，特别对具有高血压、糖尿病、心脏病等基础病史的患者要更加注意预防，以免诱发该病。

第二节　心悸

一、概述

心悸是指患者自觉心跳异常，如心动过速、心动过缓等，常伴有胸闷、气短、心悸等症状。心悸多因情志内伤、气血不足、痰湿阻滞等因素引起，涉及心、肝、脾、肾等多个脏腑功能的失调。

二、病因病机

心悸的发生主要是由于心神不安，心脏气血不足，或痰浊、瘀血阻滞心脉所致。常因情志失调、劳累过度、体虚久病、或外感邪气等因素引发。情志不畅，肝气郁结，横逆犯心，导致心神不宁，气机紊乱而心悸；劳累过度或久病体虚，心气、心血不足，心神失养，心脏失其温煦与濡养而致心悸；痰浊内生，或瘀血阻滞，心脉不畅，气血运行受阻，心失所养，亦可引发心悸。外感邪气，尤其风邪、寒邪入侵，影响心阳，心气郁滞，亦可导致心悸。若不及时调理，心悸可反复发作，影响生活质量。如病情日久未愈，有可能转化为胸痹。

三、辨证

心悸常急性发作，患者突然感到心跳异常，胸闷气短，甚至伴有头晕乏力。气血不足型心悸表现为面色苍白，疲倦乏力，尤其在劳累或情绪波动时加重，舌淡苔白，脉细弱无力；痰浊阻滞型心悸多伴有胸闷、胸痛，舌苔厚腻，脉滑；瘀血阻滞型则表现为胸中刺痛，痛处固定，舌质紫暗，脉涩；阴虚火旺型心悸则伴有心烦失眠、五心烦热，舌红少苔，脉细数。若病程迁延，心悸可反复发作，影响日常生活和睡眠，应及时调理。

四、治疗

1. 治法

调理心气，安神定悸。以任脉、手少阴、手厥阴经穴为主。

2. 主穴

膻中、巨阙、内关、神门。

3. 配穴

气血不足加足三里、三阴交；阴虚火旺加太溪、太冲；气滞血瘀加膈俞；痰浊阻滞加丰隆。

4. 操作

膻中沿任脉向巨阙方向与皮肤表面成30°平刺6分深，巨阙直刺1寸深，内关直刺8分深，要求刺中正中神经有放电样针感传导至手指尖，神门沿手少阴心经小指方向与皮肤表面成30°平刺6分深，要求刺中尺神经有放电样针感传导至手指尖。足三里、丰隆二穴直刺1.2寸深，三阴交直刺1寸深，要求刺中胫神经有针感传导至足；针刺太溪要求针身与跟腱成30° 平刺6分深，刺中胫神经产生放电样针感传导至足趾，太冲直刺8分深，膈俞向脊柱方向成45° 斜刺6分深。以上诸穴针刺用平补平泻法，留针20分钟。膻中、巨阙、膈俞拔罐10分钟。

5. 方义

膻中为气会穴和心包之募穴、巨阙为心之募穴，二穴共起调心气、宽胸镇惊定悸的功效；内关为心包之络穴、神门为心之原穴，二穴共有宁心、安神、定悸之功效。足三里、三阴交、丰隆有健脾胃、益气血、祛痰湿之功；太溪、太冲二穴有滋肾水、清肝降火之效，与内关、神门相配伍具有交通心肾、水火既济的功效；膈俞为血会穴，有理气宽胸、养血活血化瘀之功。

五、按语

（1）针刺拔罐治疗心悸效果显著，特别对病程短的、年轻的患者效果最佳；对年老、体弱多病或伴有心脏器质性病变的患者效果较慢。治疗期间或治疗1个月后定期做心脏检查，以便了解疗效情况。

（2）注意避风寒、劳逸结合、保持心情愉悦、忌食膏粱厚味之品、禁止烟酒刺激、不宜做剧烈运动等。

第三节　失眠

一、概述

失眠，中医称为“不寐”，是指患者难以入睡、睡眠浅短、易醒或早醒，影响正常的休息和生活质量。失眠多因情志内伤、气血失和、脏腑功能失调等因素引起。中医认为，失眠的发生主要与心、肝、脾、肾等脏腑功能失调有关。

二、病因病机

失眠的发生主要由于心神不安，阴阳失调，或脏腑功能失和所致。

常因情志不畅、思虑过度、体虚久病或外感邪气等因素引发。情志不畅导致肝气郁结，气机逆乱，心神不宁，难以入眠；思虑过度则伤脾，心脾两虚，心神失养，难以安寝；若肾阴不足，阴阳失调，心火亢盛，扰动心神，也可引发失眠。外感邪气，尤其热邪扰心，心神不安，也可导致睡眠困难。长期失眠则会进一步损伤气血阴阳，导致失眠加重，形成恶性循环。

三、辨证

失眠常表现为入睡困难、睡眠浅短、易醒或醒后难以再入睡，伴有心悸、头晕、乏力等症状。心脾两虚型失眠表现为心悸健忘、面色萎黄、乏力，入睡困难，夜寐多梦，舌淡苔薄，脉细弱；肝郁化火型表现为烦躁易怒、胸胁胀痛，难以入眠，梦多易醒，舌红苔黄，脉弦数；阴虚火旺型则伴有心烦不宁、五心烦热、盗汗，睡而易醒，舌红少苔，脉细数；痰热内扰型表现为胸闷痞满、头重如裹，入睡不安，伴有心烦、口苦，舌苔黄腻，脉滑数。长期失眠可导致气血亏虚、精神不振，需要及时调理。

四、治疗

1. 治法

调和阴阳，宁心安神。以督脉、手足少阴、手足厥阴、足少阳胆经穴为主。

2. 处方

百会、印堂、风池、神门、内关、太溪、太冲。

3. 操作

印堂（经外奇穴）、百会沿督脉经方向平刺 8 分深，风池直刺 1 寸深，神门沿手少阴心经向小指方向平刺 6 分深，要求刺中尺神经产生放电样针感传导至手指尖，内关直刺 8 分深，要求刺中正中神经产生放电样针感传导至手指尖，针刺太溪时，要求针身与跟腱成30°斜刺8分深，太冲直刺 1 寸深。以上诸穴均用平补平泻法，留针 30 分钟。

4. 方义

百会、印堂、风池为头部穴位，有疏通脑络、镇静安神之功效。内关、神门有调理心气、宁心安神之功效；太溪有滋养肾精补肾水的作用，太冲有疏肝解郁、清泻肝火之功效，二穴配伍有取“滋水以涵木”之意。

五、按语

（1）针刺治疗失眠有较好的疗效。对病程短的原发病效果比较好，对继发精神类疾病引起的失眠效果较差，应先解决继发性问题后解决失眠病证。

（2）从针刺时间治疗学角度，建议患者在傍晚前后治疗该病较佳。另外，嘱患者忌饮咖啡、浓茶等提神之品，以免影响疗效。多年针灸临床经验发现阴雨下雪天疗效比晴天效果好，因为晴天给人有一种精神旺盛感，而阴雨下雪天给人有一种困倦感，故两种天气疗效有一定的差距。

（3）嘱失眠患者在治疗期间，一人单独睡觉，避免在睡前长时间讲话以致大脑兴奋而不易入睡，或小孩等外界干扰而影响疗效。

第四节　头痛

一、概述

头痛，中医称为“头风”“脑风”“脑痛”等，是指以头部为主的疼痛症状。头痛可因多种病因引起，如外感风寒湿热、脑部外伤、内伤情志，气血亏虚、肝阳上亢、脑内病变、肾精亏损、痰湿瘀阻等。中医认为，头为诸阳之会、诸经之会，头痛的发生与多条经络、脏腑功能失调等有关。

二、病因病机

头痛的发生主要由于外邪侵袭、气血不畅，或脏腑功能失调导致脑络不通、清阳不升。外感风寒、风热或风湿邪气，邪气上犯，阻滞经络，导致气血运行不畅，引发头痛；情志不畅、肝气郁结，或气血亏虚，导致气血运行失调，脑失所养，引起头痛；脾虚失运，痰湿内生，上扰清窍，或肾精不足，髓海失养，均可导致头痛；脑内病变（如炎症、脑梗、出血、占位）、女性经期等均会引起头痛。外感头痛多表现为急性发作，内伤头痛多为慢性反复发作。若不及时调治，头痛可反复发作，影响生活质量，甚至危及生命。

三、辨证

头痛常急性发作，患者感到头部一侧或整个头部疼痛，疼痛性质多样，可为胀痛、刺痛、跳痛或沉痛等，伴有头晕、恶心、视物模糊、失眠、心烦急躁等症状。风寒型头痛表现为头痛剧烈，遇寒加重，伴有恶风寒，舌苔薄白，脉浮紧；风热型则表现为头痛且胀，伴有发热、口渴、咽喉痛，舌红苔薄黄，脉浮数；风湿型头痛表现为头部沉重如裹，痛如压顶，伴有四肢困重、胸闷，舌苔白腻，脉濡；肝阳上亢型头痛多为胀痛、跳痛，伴有眩晕、面红目赤，舌红苔薄，脉弦数；血虚型头痛多为隐痛、钝痛，伴有心悸、失眠，多梦，舌淡苔白，脉细弱。针对颅脑各种病变引起的头痛，根据不同病情进行辨证施治。若病程迁延不愈，头痛可反复发作，甚则影响工作和生活，应及时行针刺治疗。

四、治疗

1. 治法

活血通络，化瘀止痛。以督脉、足少阳、手阳明、足厥阴经及经外奇穴为主。

2. 主穴

百会、风府、太阳、风池、合谷、太冲。

3. 配穴

气血不足加足三里、三阴交；痰湿阻滞加丰隆。

4. 操作

百会沿督脉经方向平刺 6 分深，针刺风府时针尖向下颌骨方向直刺 8 分深，太阳向大迎方向斜刺 1 寸深，风池直刺 8 分深，合谷、太冲、三阴交均直刺 1 寸深，足三里、丰隆直刺 1.2 寸深。以上诸穴针刺用平补平泻法，留针 30 分钟。

5. 方义

针刺头部诸穴共起疏通脑络、化瘀镇痛之效；太冲属足厥阴肝经原穴，其经脉循行于巅顶，与合谷配伍合为“四关穴”，起平肝息风、通络镇痛之效；三阴交、足三里分别属脾胃经，有益气养血作用；丰隆属胃络脾，有健脾利湿化痰作用，为历代医著和医家所公认，是治疗痰湿证的主穴。

五、按语

（1）针刺治疗外感头痛比内伤头痛效果好，特别对病程短的急性头痛效果最为明显。对内伤引起的头痛要进行辨证，有针对性的调治才能取得较好的效果。

（2）保持充足的睡眠，劳逸结合，避免外感受邪和内伤七情。

第五节　眩晕症

一、概述

眩晕症，中医称为“眩晕”或“头晕”，是指患者感到头晕目眩、视物旋转不定、站立不稳的一种症状。眩晕症可因感受外邪、内伤七情、痰湿中阻、气血亏虚、肝阳上亢、颅脑病变和外伤等多种病因引起。中医认为，眩晕症的发生与肝、脾、肾等脏腑功能失调密切相关。

二、病因病机

眩晕症的发生主要由于清阳不升、浊阴上扰，或气血不足、脑海失养所致。常因肝阳上亢、痰湿中阻、气血亏虚或肾精不足等因素引发。肝阳上亢则肝风内动，上扰清窍，导致眩晕；痰湿中阻则浊阴上扰，蒙蔽清窍，致使头重如裹、眩晕不适；气血亏虚则脑海失养，导致头晕、乏力；肾精不足，髓海不充，也可引发眩晕。感受外邪或情志失调均可进一步加重症状，颅脑各种病变和外伤后遗症等均会导致眩晕反复发作，甚则影响日常生活。

三、辨证

眩晕症多急性发作，患者突然感到天旋地转、头晕目眩，甚至伴有恶心、呕吐，无法保持站立平衡。肝阳上亢型眩晕表现为头晕目眩，伴有头胀痛、面红目赤、易怒，舌红苔黄，脉弦数；痰湿中阻型表现为头重如裹、眩晕加重，伴有胸闷、恶心、纳呆，舌苔白腻，脉滑；气血亏虚型则表现为头晕乏力，动则加重，伴有心悸、失眠、面色萎黄，舌淡苔薄，脉细弱；肾精不足型眩晕多为年老、久病体虚者，表现为头晕耳鸣、腰膝酸软、记忆力减退，舌淡苔少，脉沉细。针对颅脑各种病变引起的眩晕，根据不同病情进行辨证施治。若病程迁延，眩晕可反复发作，影响日常生活，应及时调治。

四、治疗

1. 治法

益气养血，平肝潜阳，化痰止眩。以督脉、足少阳、足厥阴、手足阳明、足太阴经及经外奇穴为主。

2. 处方

百会、太阳、风池、丰隆、合谷、太冲、足三里、三阴交。

3. 操作

百会沿督脉方向平刺 6 分深，太阳向大迎方向斜刺 1 寸深，风池直刺 8 分深，合谷、太冲、三阴交均直刺 1 寸深，足三里、丰隆直刺 1. 2 寸深。

4. 方义

头部百会、太阳、风池三穴可扩张脑血管、增加血流量，达到平肝潜阳、息风止眩之功效；合谷、太冲二穴配伍称为“四关穴”，起平肝息风、潜阳止眩之功效；足三里、三阴交互为表里经，二穴配伍共起健脾益气养血之功效；丰隆属胃络脾，有健脾利湿化痰作用，为历代医著和医家所公认，是治疗痰湿证的主穴，适用于痰湿瘀阻型眩晕症，同时丰隆可降浊阴之气（胃主降），三阴交可升清阳之气（脾主升）。

五、按语

（1）针刺治疗眩晕症有较好的疗效，本病多虚证，故临证时要辨证施治有针对性的鉴别诊疗，根据不同的病因病机采用不同的治法、处方、针刺操作及相关医嘱。

（2）医嘱患者忌食过于油腻、高脂肪等肥甘厚味之品，戒烟、限酒，注意劳逸结合、保持心情愉悦和充足的睡眠。

第七章　妇儿科病证

第一节　痛经

一、概述

痛经，中医称为“经行腹痛”或“经痛”，是指女性在月经前后或行经期间，出现小腹及腰骶部疼痛，甚至剧痛难忍的一种症状。痛经分为原发性和继发性，前者无明显器质性病变，后者常由子宫内膜异位症、盆腔炎等疾病引起。中医认为，痛经的发生与气血失调、寒湿凝滞、气滞血瘀等因素密切相关。

二、病因病机

痛经的发生主要由于气血运行不畅，胞宫失调所致。常因寒湿侵袭、气血亏虚、或情志不畅等因素引发。寒邪侵袭则寒凝血滞，胞脉收缩，气血不畅，导致经期小腹冷痛，得温则缓；气血亏虚则气血不足，胞宫失养，导致经行腹痛，伴有乏力、面色苍白；情志不畅则肝气郁结，气机不畅，血行受阻，引起经期小腹胀痛，胸胁胀满。若病程迁延不愈，气血瘀滞加重，痛经可反复发作。

三、辨证

痛经多在月经期或月经前后急性发作，患者感到小腹疼痛，疼痛性质多为胀痛、刺痛、绞痛、隐痛，严重者可伴有恶心、呕吐、头晕、乏力。寒凝血滞型痛经表现为小腹冷痛，痛处拒按，得温痛减，遇寒加重，经血色暗有血块，舌淡苔白，脉沉紧；气滞血瘀型表现为小腹胀痛或刺痛，痛处固定，经行不畅，胸胁胀满，舌质紫暗，脉弦涩；气血虚弱型则表现为隐痛，绵绵不休，伴有面色苍白、心悸乏力，经血淡而量少，舌淡苔薄，脉细弱。若病程迁延不愈，疼痛可加剧，影响生活和工作，应及时调治。

四、治疗

1. 治法

根据证型不同，采用温宫散寒、活血调经、补气养血、疏肝理气，化瘀镇痛。以任脉、足厥阴、足太阴、足少阴、足阳明经穴为主。

2. 处方

关元、水道（图 7-1）、三阴交、足三里、太溪、太冲。

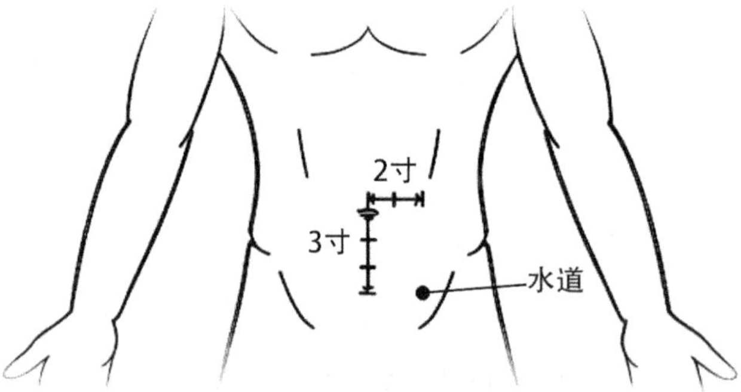

图 7-1　水道穴位图解

3. 操作

关元、水道直刺 1.2 寸深，三阴交直刺 1 寸深，要求刺中胫神经有针感传导至足心，针刺太溪与跟腱成 30° 斜刺 6 分深，刺中胫神经产生针感传导至足趾尖，足三里直刺 1.2 寸深，太冲直刺 1 寸深。以上诸穴针刺实证用泻法，虚证用补法，留针 30 分钟，对剧烈疼痛者可适当延长留针时间，中途每隔 15 分钟可行针 1 遍，对气血亏虚和寒凝气滞胞宫者关元、水道艾灸 30 分钟，并拔罐 10 分钟。对气滞血瘀者，关元、水道拔罐 10 分钟。

4. 方义

关元属任脉，位近胞宫，与水道相配伍有温宫散寒、行气止痛之效，对局部有直接的治疗作用；三阴交、足三里分别为脾胃经穴，有健脾胃、补气血、调经镇痛的效果；太冲、太溪分别属肝肾经，肝肾同源，肝藏血有调节血液和调畅气机、疏肝解郁的作用，“肾主生殖”有调经的作用，太溪有补肾精、养气血、调经镇痛的功能。

五、按语

（1）针灸拔罐治疗痛经效果很好，特别对寒凝气滞、血瘀胞宫和肝郁气滞引起的痛经，效果立竿见影；对气血亏虚引起的痛经效果也很好。一般经治疗 3 次基本痊愈，为防止下个月出现痛经可提前 7 ～ 10 日治疗。

（2）注意避免感受寒凉和食用生冷食物，心情要舒畅。

第二节　闭经

一、概述

闭经，中医称为“经闭”或“经水不通”，是指妇女在生育年龄内月经停止 3 个月以上的症状。闭经可分为原发性闭经和继发性闭经。原发性闭经是指 16 岁后仍未出现月经，继发性闭经是指有正常月经后因各种原因导致经水不行。中医认为，闭经的发生主要与肝、脾、肾三脏的功能失调有关，涉及气血失和、肝肾不足、气滞血瘀、痰湿阻滞等多方面因素。

二、病因病机

闭经的发生主要由于气血亏虚，冲任失养，导致月经不能按时来潮。常因情志不畅、气血亏虚、或寒湿侵袭等因素引发。情志不畅，肝气郁结，气机阻滞，血行不畅，冲任失调，导致闭经；气血亏虚则脾胃虚弱，气血生化不足，冲任失养，无血可下，也可导致闭经；寒湿侵袭，寒凝血滞，血行不畅，胞宫失养，也可引发闭经。若病程迁延不愈，气血瘀滞，冲任失调加重，闭经可反复发作。

三、辨证

闭经多为慢性发作，患者逐渐出现月经周期延后，直至经断不行，伴有小腹隐痛、胸胁胀满、情志抑郁或全身乏力等症状。气滞血瘀型闭经表现为月经渐少甚至闭止，小腹胀痛，胸胁胀满，伴有情志抑郁、易怒，舌质紫暗或有瘀斑，脉弦涩；气血亏虚型表现为月经逐渐减少直至闭止，伴有面色苍白、头晕乏力、心悸气短，舌淡苔薄，脉细弱；寒凝血滞型闭经则表现为小腹冷痛，痛处拒按，得温痛减，面色青白，四肢不温，舌淡苔白，脉沉紧。若病程迁延不愈，闭经可导致不孕或影响全身健康。

四、治疗

1. 治法

调理冲任，养血调经，活血通经。以任脉、足太阴、足阳明经、足少阴、足厥阴为主。

2. 处方

关元、水道、足三里、三阴交、太溪、太冲、血海（图 7-2）。

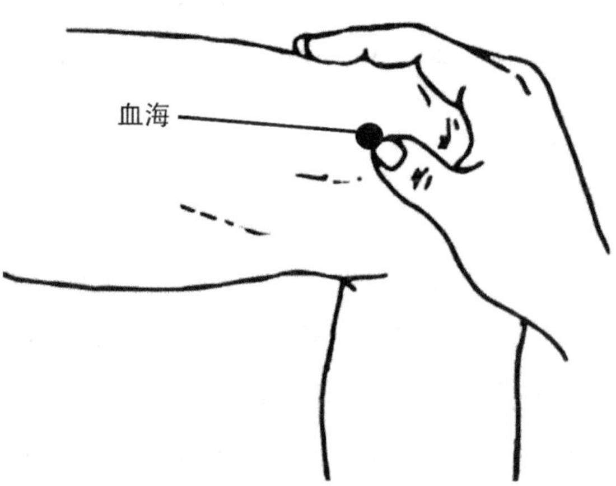

图 7-2　血海穴位图解

3. 操作

关元、水道、足三里直刺 1.2 寸深，三阴交直刺 1 寸深，要求刺中胫神经有针感传导至足心，针刺太溪与跟腱成 30° 斜刺 6 分深，太冲、血海直刺 1 寸深。以上诸穴针刺用平补平泻法，留针 20 分钟。关元、水道拔罐 10 分钟。

4. 方义

关元为任脉与足三阴经交会穴，与水道配伍有补下焦元阳而化生精血的作用；三阴交、血海、足三里可以调理脾胃、补气血生化之源、血海得以充盈，月事才能按时而下；太溪、太冲分别为足少阴、足厥阴经之原穴，肝肾同源，可精血互补和滋养肾精，以达到精血双补之功效。

五、按语

针刺拔罐治疗闭经对原发性功能失调的实证效果较好，如肝郁气滞、外感寒邪等引起的闭经，一般 5 次或 10 次（1 个疗程）左右即可来月经。对继发性引起的多囊卵巢综合征、肾上腺皮质功能失调、甲状腺功能异常、下丘脑－垂体功能失调等闭经治疗效果较慢，贵在坚持，长期调理会有好转，必要时针药并用。

第三节　月经不调

一、概述

月经不调，中医称为“经水不调”，是女性月经周期、经量、经色、经质等异常的总称。月经不调包括月经先期、月经后期、月经先后无定期、经量过多、经量过少、血块异常等多种表现。中医认为，月经不调的发生与肝、脾、肾三脏的功能失调密切相关，涉及气血失调、肝肾不足、气滞血瘀、痰湿阻滞等多种因素。

二、病因病机

月经不调的发生主要由于气血失调，冲任不和，导致月经周期异常、经量异常或经色异常。常因情志不畅、气血亏虚、寒湿侵袭或饮食失调等因素引发。情志不畅，肝气郁结，气机阻滞，血行不畅，导致月经提前、延后或经行不定期；气血亏虚则脾胃虚弱，气血生化不足，冲任失养，导致经量减少或月经延期；寒湿侵袭，寒凝血滞，血行不畅，胞宫失调，导致月经不调，经色暗红有块；饮食不节或劳倦过度，伤及脾胃，气血生化乏源，也可引发月经不调。若不及时调理，气血瘀滞加重，冲任不和，月经不调可反复发作。

三、辨证

月经不调多表现为月经周期异常，如提前、延后或不定期，伴有经量增多、减少或经色异常，常伴有腹痛、胸胁胀满、情志不畅等症状。气滞血瘀型月经不调表现为月经周期不准，经行不畅，经色紫暗有血块，伴有小腹疼痛、胸胁胀满，舌质紫暗，脉弦涩；气血亏虚型表现为月经量少，色淡，周期延后，伴有面色苍白、头晕乏力、心悸气短，舌淡苔薄，脉细弱；寒凝血滞型则表现为月经量少，经色暗红有块，伴有小腹冷痛，得温痛减，舌淡苔白，脉沉紧。若病程迁延，月经不调可导致不孕或其他妇科疾病，应及时调治。

四、治疗

1. 经早

（1）治法：清热调经。以任脉和足三阴经穴为主。实证用泻法，虚证用补法，气虚者针灸并用。

（2）处方：关元、血海。实热配太冲、合谷；虚热配三阴交、太溪；郁热加行间、三阴交；气虚加足三里、脾俞。

（3）操作：关元直刺 1.2 寸深，血海、合谷、太冲、行间、三阴交均直刺 1 寸深，太溪与跟腱成 30° 斜刺 8 分深，足三里直刺 1.2 寸，脾俞向脊柱平刺6分深。以上诸穴针刺用平补平泻法，留针20分钟，关元、脾俞拔罐 10 分钟。

（4）方义：本方配穴的主要作用是清热和血，调理冲任。关元属任脉与足三阴经交会穴，“冲脉起于胞宫”，故关元是调理冲任的要穴；配伍血海以调血；配太冲、合谷，以清解血分之热；配三阴交、太溪，以益阴清热；配行间、地机，以疏肝解郁，清泄血分之热；配足三里、脾俞益气摄血。

2. 经迟

（1）治法：温经和血。以任脉和足三阴经穴为主。

（2）处方：关元、水道、三阴交。实寒加归来（图 7-3）、天枢；虚寒加命门、太溪；血虚加足三里、脾俞；气滞加太冲。

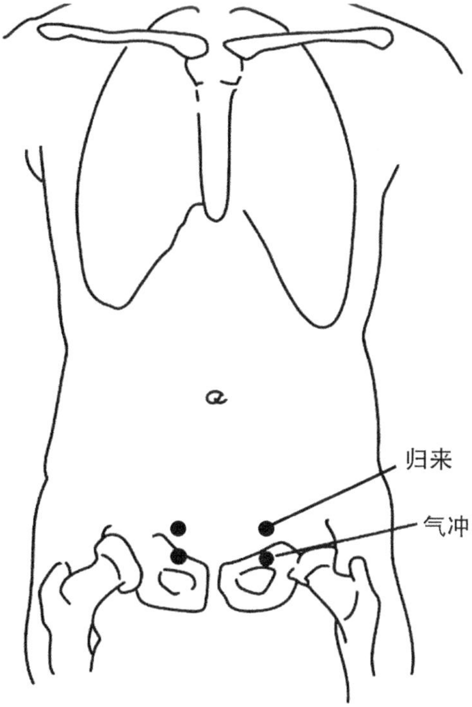

图 7-3　归来穴位图解

（3）操作：关元、水道、归来、天枢、足三里直刺 1.2 寸深，三阴交直刺 1 寸深，要求刺中胫神经出现放电样针感传导至足心，太溪与跟腱成 30° 斜刺 8 分深，命门直刺 8 分深，脾俞向脊柱方向平刺 6 分深，太冲直刺 1 寸深。以上诸穴均用平补平泻法，留针 20 分钟。关元、水道、归来、天枢、命门、脾俞拔罐 10 分钟。

（4）方义：关元属任脉与足三阴经交会穴，配伍水道有温补下焦元阳的作用，三阴交为足三阴经之交会穴，有益肾调血、补养气血的作用。配归来、天枢有温通胞宫、活血通经的作用；配命门、太溪可以温肾壮阳，以消阴翳；配足三里、脾俞共起调补脾胃以生气血；太冲有疏肝解郁、理气行血之功效。

3. 经乱

（1）治法：调补肝肾。以任脉和足三阴经穴为主。

（2）处方：关元、三阴交。肝郁加太冲、肝俞（图 7-4）、期门（图 7-5）；肾虚加太溪、肾俞。

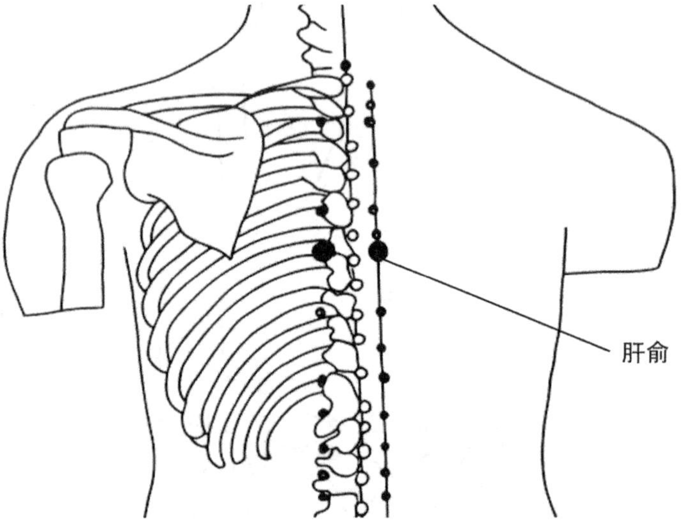

图 7-4　肝俞穴位图解

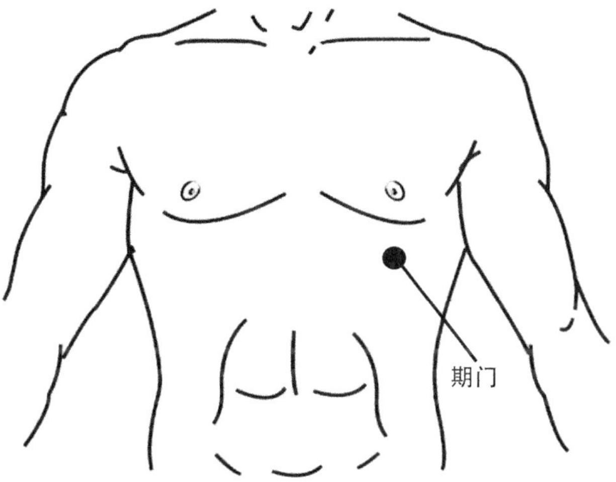

图 7-5　期门穴位图解

（3）操作：关元直刺 1.2 寸深，三阴交、太冲均直刺 1 寸深，肝俞向脊柱方向平刺 6 分深，太溪与跟腱成 30° 斜刺 8 分深，肾俞直刺 1.2 寸深。

（4）方义：关元与三阴交相配可调补肝肾，疏通冲任。配太冲、肝俞、期门以疏肝解郁；配肾俞、太溪、水泉调补肾气，以益封藏。以上诸穴针刺用平补平泻法，留针 20 分钟。关元、水道、肝俞、期门、肾俞拔罐 10 分钟。

五、按语

（1）针刺拔罐治疗月经不调效果显著，如是生殖系统器质性病变导致的月经不调，应及早进行对症处理。

（2）一般在月经提前半月开始治疗至月经结束为止，连续治疗 3 个月月经准时并没有其他伴随症状者称为痊愈。若经行确定时间不能掌握，可于月经结束后起连续每日进行针刺拔罐治疗直到下月月经来潮结束为止，通过连续治疗 3 个月月经准时者称为痊愈。

（3）注意经期卫生，禁忌生冷及刺激性食物；调摄情志，避免精神刺激。

第四节 盆腔炎

一、概述

盆腔炎，中医称为“盆腔热”或“胞中热”，是指女性生殖器官及其周围结缔组织、盆腔腹膜的感染性疾病。该病多因湿热蕴结、外感邪毒、气滞血瘀等因素引起。中医认为，盆腔炎的发生与肝、脾、肾脏腑功能失调，以及气血、湿热等多方面因素密切相关。

二、病因病机

盆腔炎的发生主要由于湿热下注、气血瘀滞，或正气不足、邪毒侵袭所致。外感寒湿、热毒或内因湿热蕴结，湿热下注，阻滞冲任和带脉，导致盆腔气血运行不畅，引发炎症。若湿热邪毒不清，病程迁延，湿热化瘀，气血瘀滞，进一步加重炎症和疼痛。气血亏虚者，正气不足，抗病能力减弱，更易感受外邪，邪毒留滞盆腔，导致炎症反复发作。病久不愈，则可形成瘀血，进一步影响盆腔的气血运行和生殖功能。

三、辨证

盆腔炎多急性发作，患者感到下腹部隐痛或坠胀感，伴有腰骶部酸痛，白带增多或经量异常，严重时可有发热、寒战等全身症状。湿热型盆腔炎表现为下腹部灼热疼痛，伴有白带黄稠、腥臭，经色暗红或夹有血块，舌红苔黄腻，脉滑数；寒湿型则表现为小腹冷痛，痛处拒按，白带清稀量多，舌淡苔白腻，脉沉紧；气血瘀滞型表现为下腹部胀痛，经行不畅，经色紫暗有血块，舌质紫暗或有瘀斑，脉弦涩。若病程迁延不愈，炎症可反复发作，甚则影响生殖功能，应及时调治。

四、治疗

1. 治法

清利湿热，益气养血。以任脉、足阳明、足太阴、足厥阴经穴为主。

2. 主穴

关元、水道、足三里、三阴交、太冲。

3. 配穴

湿热型加太溪、阴陵泉；气血亏虚型加脾俞；寒湿型加命门、次髎（图 7-6）。

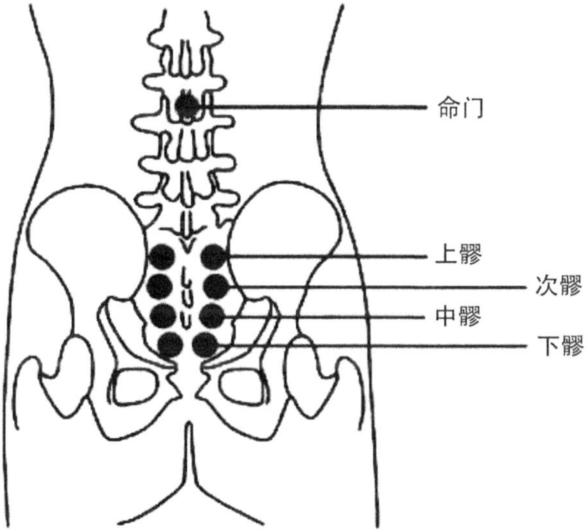

图 7-6　命门、次髎穴位图解

4. 操作

关元、水道、足三里直刺 1.2 寸深，针刺太溪，针身与跟腱成 30° 斜刺 6 分深，太冲、阴陵泉、三阴交均直刺 1 寸深，次髎向督脉方向内下方斜刺 1 寸深，以产生向盆腔放射针感最佳，脾俞向脊柱方向斜刺 8 分深，命门拔罐 10 分钟不针刺。以上诸穴针刺用平补平泻法，留针 30 分钟，关元、水道、脾俞、次髎拔罐 10 分钟。

5. 方义

关元调气血、温阳散寒，改善月经不调等症状；水道清热利湿、疏通经络，缓解小腹胀痛；足三里补气养血、增强免疫力，改善气血亏虚；三阴交调理肝脾肾，改善湿热、寒湿体质；太冲疏肝解郁、调和气血，缓解盆腔炎症；太溪补肾益精、清内热，增强抵抗力；阴陵泉利水、清热解毒，适用于湿热型盆腔炎；脾俞调脾气血，增强气血生化功能；命门温补肾阳、散寒，促进气血通畅；次髎祛湿散寒、疏通气血，缓解腹痛。

五、按语

针刺拔罐治疗盆腔炎经临床多年实践效果很好，不比药物治疗差。针刺关元、水道、次髎对盆腔局部起直接消炎镇痛作用，配合下肢相关穴位共同起到清利湿热、益气养血的作用，以达到消炎镇痛目的。

第五节　带下

一、概述

带下，中医称为“白带”或“赤带”，是指女性阴道分泌物增多或性状异常的症状。带下病可分为正常带下和异常带下，异常带下多因湿热蕴结、寒湿凝滞、脾虚湿盛、肝肾阴虚等因素引起。中医认为，带下病的发生与肝、脾、肾脏腑功能失调，以及湿热、寒湿、气滞血瘀等多种因素密切相关。

二、病因病机

带下的发生主要由于脾虚、肾虚、肝郁或湿热下注，导致冲任失调，带脉失约，致使带下量异常、色质改变。脾虚则脾失健运，湿浊内生，湿邪下注，带下量多、色白清稀；肾虚则肾气不足，带脉不固，精气失调，导致带下量多，色白质稀，腰酸膝软；肝郁化热，肝气郁结，湿热下注，冲任不和，导致带下色黄、质黏稠、异味重；外感湿热或饮食失调，湿热邪毒蕴结下焦，导致带下色黄、质稠、有异味，伴有小腹胀痛、尿黄等症状。若病情迁延不愈，带下异常可加重，甚至导致癌变发生。

三、辨证

带下表现为带下量异常，色质改变，伴有腰酸腹胀或其他全身不适。脾虚型带下表现为带下量多，色白清稀，质地黏腻，常伴有神疲乏力、面色萎黄、纳呆，舌淡苔白，脉缓弱；肾虚型带下则表现为带下量多，色白或淡黄，质清稀，常伴有腰膝酸软、乏力、头晕耳鸣，舌淡苔白，脉沉细；湿热型带下表现为带下色黄或黄绿，质黏稠，气味腥臭，伴有小腹胀痛、尿黄、阴痒，舌红苔黄腻，脉滑数。若病程迁延不愈，带下异常可加重，甚至影响生殖功能和全身健康，应及时调治。

四、治疗

1. 治法

固摄带脉，清热祛湿。以任脉、足少阳、足太阴、足厥阴经穴为主。

2. 主穴

带脉（图 7–7）、关元、三阴交、太冲。

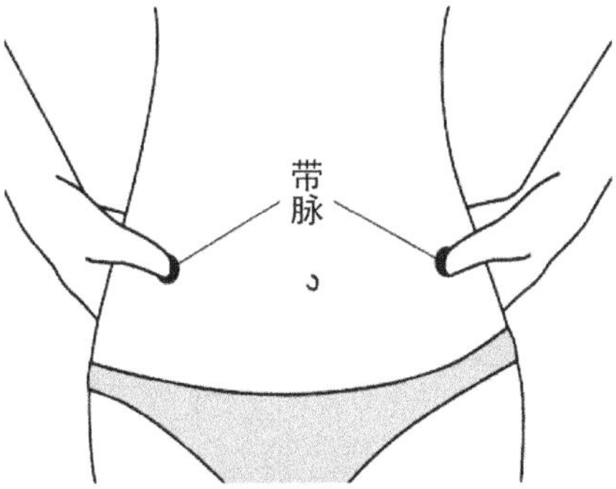

图 7–7　带脉穴位图解

3. 配穴

脾虚型加脾俞、阴陵泉；湿热型加水道、次髎；肾虚型加太溪。

4. 操作

带脉、关元直刺 1. 2 寸深，脾俞向脊柱方向斜刺 8 分深，阴陵泉、太冲、三阴交均直刺 1 寸深，针刺太溪与跟腱成 30° 斜刺 6 分深，针刺次髎，向督脉方向内下方斜刺 1 寸深，以产生向盆腔放射针感最佳。以上诸穴均用平补平泻法，留针 20 分钟，关元、带脉、脾俞、次髎拔罐 10 分钟。

5. 方义

关元、带脉对带下病有固摄止带的作用；阴陵泉、三阴交属足太阴脾经，具有健脾利湿、化浊止带之效；太溪、太冲分别为足少阴肾经和足厥阴肝经之原穴，起到补肾阴、泄肝火、利湿热、化浊止带的作用。

五、按语

（1）针刺拔罐治疗带下病有较好的疗效，无论哪种证型，效果都比较好，对恶性病变引起的带下病应采用综合治疗。

（2）治疗期间，应注意个人生理卫生，避免房事过度。

第六节　少乳

一、概述

少乳，中医称为“乳少”或“乳汁不足”，是指产后妇女哺乳期内乳汁分泌不足，无法满足婴儿的正常喂养需求。少乳的病因多样，中医认为，其发生与气血亏虚、肝郁气滞、痰湿阻滞等因素密切相关。

二、病因病机

少乳的发生主要由于气血不足、肝气郁结或脾胃虚弱，导致乳汁生成不足或分泌不畅。气血不足，常因产后失血过多或体质虚弱，气血亏虚，乳汁源少，乳房空软，难以充盈；肝气郁结，则因情志不畅，肝气郁滞，乳络阻塞，乳汁难以通畅排出；脾胃虚弱，则因饮食失调或劳倦伤脾，脾胃运化失司，气血生化不足，乳汁生成乏力。外感风寒或乳房护理不当，也可导致乳汁分泌不畅，加重少乳症状。若不及时调理，少乳症状可持续影响哺乳及母婴健康。

三、辨证

少乳多在产后急性发作，患者常感乳汁分泌不足，乳房空软或胀痛，婴儿吮吸困难，甚至乳汁不下。气血亏虚型少乳表现为乳汁量少，质稀，伴有面色苍白、乏力、气短，舌淡苔薄，脉细弱；肝气郁结型表现为乳汁分泌不畅，乳房胀痛，情志抑郁，或烦躁易怒，舌质正常或略红，脉弦；脾胃虚弱型少乳则表现为乳汁量少，伴有纳呆、腹胀便溏、面色萎黄，舌淡苔白，脉缓弱。若病程迁延不愈，少乳可影响母婴健康，应及时调治。

四、治疗

1. 治法

补气养血，疏肝理气，疏通乳络。以足少阳、阳明及任脉、手太阳经穴为主。

2. 处方

肩井（图 7–8）、膻中、少泽（图 7–9）、内关、尺泽、足三里、太冲。

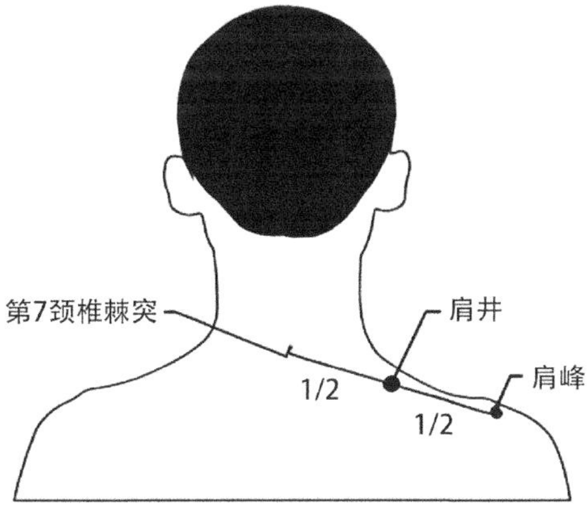

图 7–8　肩井穴位图解

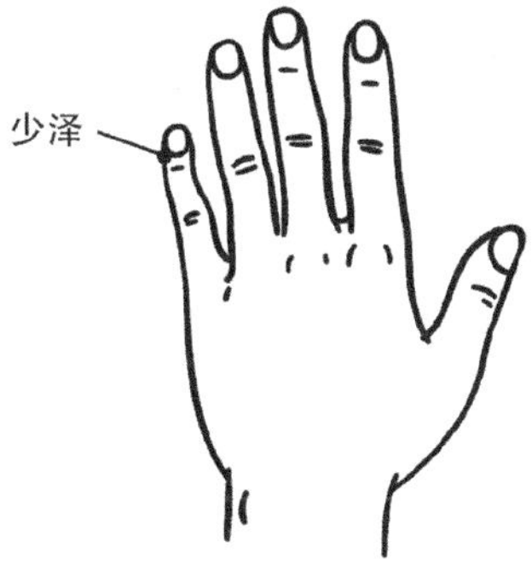

图 7–9　少泽穴位图解

3. 操作

肩井直刺6分深，膻中沿任脉经向中脘穴方向平刺8分深，少泽点刺1分深，内关、尺泽、太冲均直刺1寸深，足三里直刺1.2寸深。以上诸穴针刺用补法，留针20分钟。

4. 方义

膻中为气会穴，有理气通乳络之功；肩井、少泽配伍为通乳的经验有效穴；内关、尺泽分别为手厥阴之络穴和手太阴经之合穴，由于二经均循行于胸近乳房，共起宽胸理气通乳络的作用；足三里补后天之本、有生化气血的作用；太冲有疏肝理气解郁通乳络的作用，适用于肝郁气滞型少乳。

五、按语

（1）针刺治疗少乳早期效果迅速，部分患者针1～2次效果就很明显，能满足婴儿哺乳需要。气血亏虚型少乳和病程超过1个月以上者疗效较慢，坚持1～2个疗程（1个疗程10次），可基本满足婴儿哺乳的需要。

（2）每位针灸师技术含金量是不一样的，治疗本病的关键在于针刺操作技术和穴位配伍，一般针灸师治疗该病经验不足，但其实针刺治疗该病疗效不比药物和补充营养差。

（3）嘱患者哺乳期应心情舒畅，避免过度劳累，保证充足的睡眠。

第七节　尿路感染

一、概述

尿路感染，中医称为“淋证”或“尿浊”，是指由病原微生物感染导致的泌尿系统炎症，主要包括尿道炎、膀胱炎、肾盂肾炎等。中医认为，尿路感染的发生与外感湿热、肝胆湿热、气滞血瘀、脾肾亏虚等多种因素密切相关。

二、病因病机

尿路感染的发生主要由于湿热蕴结、气化失调，或正气不足、外邪侵袭所致。湿热蕴结，多因外感湿热邪气或饮食不节，湿热内生下注膀胱，导致气化不利，出现尿频、尿急、尿痛，尿色黄赤，伴有灼热感；气化失调，则因脾肾不足，气虚不能化湿，湿邪滞留下焦，导致小便短赤、排尿困难；外感寒湿或热毒邪气，寒凝或热毒灼伤膀胱气化功能，亦可引发尿路感染。若病情迁延不愈，湿热邪毒内盛，正气进一步虚弱，感染容易反复发作。

三、辨证

尿路感染多急性发作，患者感到小便频繁、急迫，排尿时灼热刺痛，尿色黄赤或混浊，伴有小腹胀痛或腰部酸痛。湿热型尿路感染表现为小便短赤，尿痛明显，尿色黄赤，伴有口苦、口干、舌苔黄腻，脉滑数；热毒型表现为尿急尿痛，尿中夹有血丝，伴有发热、恶寒、舌红苔黄，脉数；气虚型尿路感染表现为尿频、尿急，但排尿无力，尿色淡黄，伴有乏力、气短、舌淡苔薄，脉虚弱。若病程迁延不愈，感染可反复发作，导致膀胱炎、肾炎，影响全身健康，应及时调治。

四、治疗

1. 治法

清热利湿，排泄热毒。以任脉、足阳明、足太阴、足少阴经、足厥阴穴为主。

2. 处方

关元、水道、足三里、三阴交、太溪、太冲。

3. 操作

关元、水道、足三里直刺 1.2 寸深，三阴交、太冲直刺 1 寸深，太溪斜刺 6 分深。以上诸穴针刺用泻法，留针 20 分钟，关元、水道拔罐

10分钟。

4. 方义

关元、水道位近盆腔，对盆腔炎症起清热利湿、排泄热毒的作用；三阴交、足三里共起调理脾胃、益气养血之效，可增强抗体免疫力；太冲有清热解毒的作用，太溪有利湿排毒的作用。

五、按语

（1）针刺拔罐治疗尿路感染效果非常显著，一般1～3次就可见到明显效果，上述针灸处方对盆腔局部有直接的抗感染、清热利湿、排泄热毒的作用。患者普遍反映效果明显，比药物效果好，而且具有治疗速度快、无毒性反应等优势。

（2）注意个人生理卫生，该病女性发病率远高于男性，这是由于女性的泌尿生殖结构所造成的，容易感染而发病。另外，减少房事有助于增强疗效。

第八节　小儿遗尿

一、概述

小儿遗尿，中医称为“夜尿”或“遗溺”，是指5岁以上的儿童在无意识状态下夜间不自主排尿，无法控制小便的现象。中医认为，小儿遗尿的发生与肾气不足、膀胱气化功能失调、脾肺气虚等因素密切相关。

二、病因病机

肾主闭藏，司气化，膀胱有贮藏和排泄小便的功能，若肾气不足，下元不固，可致膀胱束无权，而发生遗尿。肺主一身之气，有通调水道，下输膀胱的功能；脾主中气，有运化水谷而制水的作用，若肺脾气虚，上虚不能制下，膀胱束而无力，亦可发生遗尿。

三、辨证

1. 肾阳不足证

睡中遗尿，醒后方觉，一夜可发生 1 ～ 2 次或更多，兼见面色苍白，小便清长而频数，甚则肢冷恶寒，舌质淡，脉沉迟无力。

2. 肺脾气虚证

肺脾气虚证多发生于病后或身体虚弱者，睡中遗尿，但尿频而量少，兼见面色苍白，精神倦怠，四肢乏力，纳呆，大便稀溏，舌质淡，脉缓或沉细。

四、治疗

1. 肾阳不足证

（1）治法：温补肾阳。以任脉及背俞穴为主。

（2）主穴：关元、中极（图 7–10）、肾俞、膀胱俞（图 7–11）、太溪。

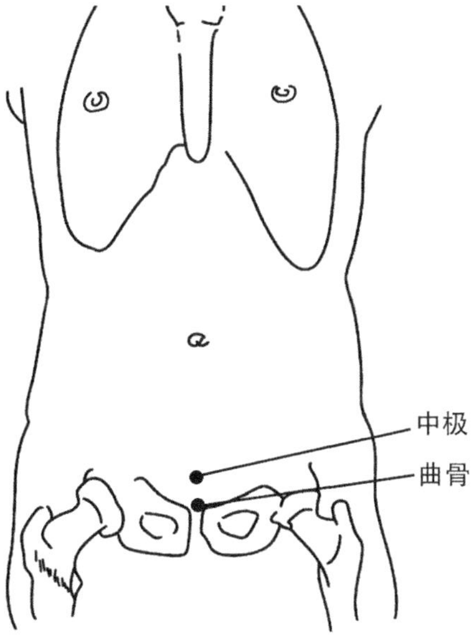

图 7–10　中极穴位图解

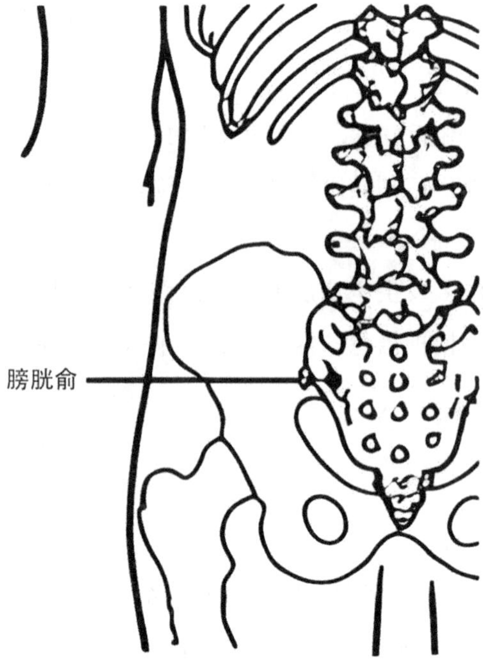

图 7-11　膀胱俞穴位图解

（3）配穴：睡眠深沉加神门、印堂。

（4）操作：关元、中极直刺 1.2 寸深，太溪斜刺 8 分深，肾俞、膀胱俞直刺 1 寸深，神门沿手少阴心经向小指方向平刺 6 分深，印堂向鼻尖方向平刺 6 分深。以上诸穴用平补平泻法，留针 20 分钟。关元、中极、肾俞、膀胱俞拔罐 10 分钟。

（5）方义：关元、肾俞、太溪补益肾气；肾与膀胱相表里，故又取膀胱俞和中极为“俞募配穴法”；神门、印堂有提神醒脑之功效。

2. 肺脾气虚证

（1）治法：补益肺脾。以任脉、手足太阴、足阳明经穴为主。

（2）主穴：气海（图 7-12）、太渊、足三里、三阴交。

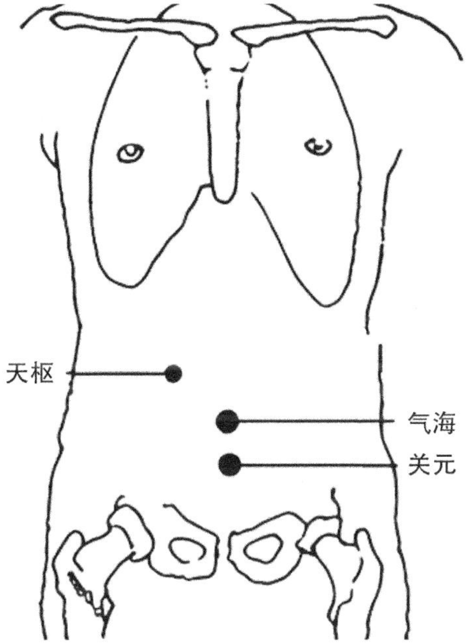

图 7-12　气海穴位图解

（3）配穴：便溏加脾俞、肾俞；尿频数加百会、次髎。

（4）操作：气海、足三里直刺 6 分深，太渊直刺 3 分深，三阴交直刺 5 分深，脾俞向脊柱方向斜刺 5 分深，肾俞直刺 6 分深，次髎向督脉方向内下方斜刺 6 分深。

（5）方义：足三里、三阴交补益中气；太渊补益肺气；气海属任脉，能调补下焦；脾俞补益脾气；肾俞有补肾固摄小便的作用；百会益气升提；次髎有固摄膀胱气化的功能。

五、按语

（1）针刺拔罐治疗小儿遗尿效果较好，但对某些器质性病变引起的遗尿，应治疗其原发病。

（2）治疗期间家属应密切配合，如晚上控制患儿饮水，定时叫醒患儿排尿，使其逐渐养成自觉起床排尿的习惯，并积极鼓励患儿消除自卑、害羞心理，树立战胜疾病的信心。

第九节　小儿高热惊厥

一、概述

小儿高热惊厥，中医称为“热痉”或“惊风”，是指小儿在高热（通常为体温超过 38.5℃）的情况下出现的惊厥发作。此病多见于 6 个月至 5 岁的小儿，是小儿时期常见的急症之一。中医认为，小儿高热惊厥的发生与痰热内扰、风痰上扰、肝风内动、营卫失调等多种因素密切相关。

二、病因病机

小儿高热惊厥的发生主要由于邪热炽盛、痰热内扰，或气阴不足所致。感受外邪，尤其风热邪气，侵袭肺卫，肺气不宣，热邪内盛，扰动肝风，导致高热引发惊厥；痰热内蕴，则因脾胃虚弱，痰湿内生，热邪入里，痰热交阻，蒙蔽清窍，触发惊厥；气阴不足，多因高热耗伤气阴，体液亏虚，阴不敛阳，虚风内动，引发惊厥。若不及时清热开窍，惊厥可反复发作，可影响小儿脑神经系统的正常发育，应高度重视。

三、辨证

小儿高热惊厥多急性发作，常在高热时突然出现惊厥，表现为神志不清、意识模糊、四肢抽搐、牙关紧闭、角弓反张、两目上视。风热犯肺型表现为高热不退、惊厥频作，伴有咳嗽、咽喉肿痛、呼吸急促，舌红苔黄，脉浮数；痰热内扰型则表现为惊厥时口吐涎沫，面红目赤，伴有胸闷、腹胀、便秘，舌苔黄腻，脉滑数。若病程迁延不愈，惊厥可反复发作，影响小儿脑神经系统发育，应及时调治。

四、治疗

1. 治法

开窍清热，息风止痉。以督脉、手阳明、足厥阴经穴为主。

2. 处方

水沟（图 7-13）、双合谷、双太冲。

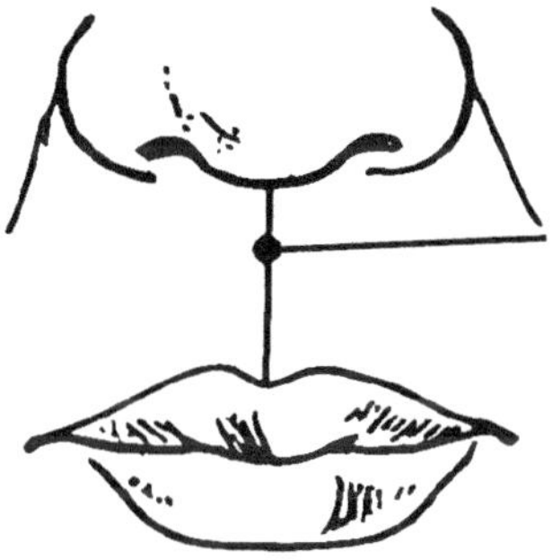

图 7-13　水沟穴位图解

3. 操作

针刺水沟，针尖向鼻尖方向斜刺 6 分深，用提插捻转泻法，然后再直刺双合谷、双太冲各 6 分深，用泻法，留针 15 分钟。

4. 方义

水沟又称人中，是所有急救中的主穴，特别对小儿高热惊厥有非常好的疗效，一般在针刺水沟时，患儿就会由神志不清逐渐转为神志渐清，这时两目上视、角弓反张、四肢抽搐、口吐涎沫等症状逐渐好转；然后立即针刺双合谷、太冲，二穴合称“四关穴”，对平肝息风，醒脑开窍有非常好的疗效，一般针刺 3 ～ 5 分钟患儿即可醒脑开窍、神志逐渐清楚、其他诸症消失、达到转危为安。

五、按语

（1）针刺治疗小儿高热惊厥疗效非常快速，是针灸学科擅长的疾病之一，结合多年临床经验，其有效率可达到 100%。

（2）针刺治疗该病比药物疗效快速，具有有效率高、简便验廉、无毒性反应等特点，很值得推广。

第十节　小儿腹泻

一、概述

小儿腹泻，中医称为“泄泻”或“久泻”，是指小儿因各种原因导致大便次数增多、性状异常（稀薄、黏液或水样）的症状。小儿腹泻多由外感六淫之邪、饮食不节、脾胃虚弱等因素引起。中医认为，小儿腹泻的发生与脾胃功能失调、寒湿、湿热等密切相关。

二、病因病机

小儿腹泻的发生主要由脾胃虚弱、外感邪气或饮食不当等所致。脾胃虚弱，小儿脾胃发育不足，运化功能不健全，饮食稍有不慎，即可导致食滞内积，水谷不化，肠道传导失常，引发腹泻；外感邪气，尤其寒湿或湿热之邪侵袭，影响脾胃运化功能，寒湿阻滞中焦或湿热下注，均可导致肠道功能紊乱，出现腹泻；饮食不当，过食生冷、肥甘厚味或不洁饮食，损伤脾胃，导致运化失司，也可引起腹泻。若不及时调治，腹泻可导致气血亏虚，影响小儿正常发育。

三、辨证

小儿腹泻多急性发作，患儿出现大便次数增多，粪质稀薄或水样，伴有腹痛、腹胀、呕吐等症状。寒湿型表现为大便清稀，色淡，夹有泡沫，腹痛喜温，手足不温，舌淡苔白滑，脉沉迟；湿热型则表现为大便稀薄或水样，色黄而臭，伴有发热、口渴、尿黄，舌红苔黄腻，脉滑数；食滞型腹泻表现为大便酸臭，夹有不消化食物，腹部胀满，嗳气酸腐，舌苔厚腻，脉滑；脾虚型腹泻表现为久泻不止，大便清稀，夹有未消化食物，面色萎黄，精神疲倦，舌淡苔白，脉细弱。若病程迁延不愈，可影响小儿营养吸收和生长发育，应及时调治。

四、治疗

1. 治法

健脾助运，祛湿止泻。以任脉、足阳明、足太阴经穴为主。

2. 主穴

中脘、天枢、关元、足三里、阴陵泉。

3. 配穴

脾俞、大肠俞。

4. 操作

中脘、天枢、关元三穴均直刺 6 分深，足三里直刺 8 分深，阴陵泉直刺 6 分深，脾俞、大肠俞直刺 5 分深。以上诸穴用平补平泻法，留针 20 分钟，中脘、天枢、关元、脾俞、大肠俞拔罐 10 分钟。

5. 方义

中脘、天枢、关元三穴共起调理肠胃功能、温中散寒、祛湿止泻之效；阴陵泉、足三里共起调理脾胃、健脾胃助运化止泻的功效；脾俞有补益脾气、增强消化和运化功能；大肠俞有祛湿止泻作用。

五、按语

（1）针刺拔罐治疗小儿腹泻效果很好，属针灸科擅长疾病之一，具有有效率高、疗效快，无毒性反应等优点。在 40 年前就有大量证据证明其比西药抗生素有效率高、疗效好、简单方便。

（2）近 40 年国家实行计划生育，父母出于对患儿的疼爱之心和对针刺疗法痛苦的畏惧，向医师提出诸多要求，造成今天小儿腹泻在全国针灸科门诊中已逐渐少见。医师基于家长过高要求和惧针及避免出现医患矛盾等考虑，不愿意诊治该病，以致出现该病种淡化萎缩现象。

第八章　泌尿生殖系统病证

第一节　阳痿

一、概述

阳痿是指男子在性生活中阴茎不能勃起或勃起不坚，或虽能勃起但不能维持足够的时间，以致无法进行正常性交的病证。中医认为，阳痿的发生与肾虚、肝郁、湿热下注等多种因素密切相关。

二、病因病机

阳痿的发生主要由于肾虚、肝气郁结、心脾两虚或湿热下注所致。肾虚是阳痿的主要病因，肾阳不足，命门火衰，不能温煦宗筋，导致阴茎痿软不举；肝气郁结，情志不畅，肝失疏泄，气机阻滞，宗筋失养，亦可导致阳痿；湿热下注，则因饮食不节或湿热邪气侵袭，湿热蕴结于下焦，阻滞气机，宗筋失其濡养，致使阳痿。若病程迁延不愈，阳痿可反复发作，影响生活质量，应及时调治。

三、辨证

阳痿多表现为阴茎不能勃起或勃起不坚，伴有精神疲倦、神情抑郁或全身虚弱等症状。肾阳虚型阳痿表现为阴茎痿软不举，伴有腰膝酸软、畏寒肢冷、面色苍白，舌淡苔白，脉沉弱；肾阴虚型则表现为阳事不举，伴有头晕耳鸣、五心烦热、盗汗，舌红少苔，脉细数；肝气郁结型阳痿则表现为勃起困难，情志抑郁、胸胁胀满，舌质正常或略红，脉弦；湿热下注型则表现为阳痿伴有小便黄赤、会阴潮湿、阴囊湿痒，舌红苔黄腻，脉滑数。若病程迁延不愈，阳痿可导致自信心下降，影响生活质量，应及时调治。

四、治疗

1. 治法

补肾壮阳，清利湿热，疏肝解郁。以任脉、足太阳、足太阴、足厥阴及足少阴经穴为主。

2. 主穴

关元、肾俞、水道、太冲、太溪。

3. 配穴

肾阳虚加命门；湿热下注加三阴交、阴陵泉。

4. 操作

刺关元针尖向耻骨联合方向针身与气海成60°角，斜刺1.5寸深，要求针感向龟头方向传导，水道、阴陵泉直刺1.2寸深，三阴交、太冲、肾俞直刺1寸深，针刺太溪与跟腱成30°角斜刺6分深，命门直刺8分深。以上诸穴针刺均以平补平泻法，留针20分钟。关元、水道、命门、肾俞拔罐10分钟。

5. 方义

关元关系一身之元气起补肾壮阳作用，水道有清利局部湿热，二穴配伍对局部有直接治疗效果；三阴交、足三里、阴陵泉有健脾胃、益气血、清利湿热的作用；肾俞、命门有壮命门之火、起壮阳举阳的作用；太冲属肝经，其经筋结于前阴器，太溪属肾经，“肾主生殖”，肝肾精血同源，二穴配伍共起到补精血、壮肾阳、疏肝郁、举阳事的作用。

五、按语

（1）针刺拔罐治疗阳痿有一定疗效，对病程短、年轻、无器质性病变引起者效果比较好；对年老、体弱多病、病程时间长、特别伴有肾病者效果差。总之，慢性病坚持治疗方有好的效果。

（2）治疗期间避免性生活，不要频繁消耗而影响疗效。另外，保持好充足的睡眠，对久病体弱、肾功能衰退者，必要时行针药结合治疗。

第二节 肾结石

一、概述

肾结石，中医称为“砂石淋”“石淋”或“石淋症”，是指肾、输尿管、膀胱、尿道等泌尿系统中形成的结石，导致尿路梗阻、肾绞痛、血尿等症状。中医认为，肾结石的发生与湿热内蕴、饮食不节、脾肾亏虚、气滞血瘀等多种因素密切相关。

二、病因病机

肾结石的发生主要由于湿热内蕴、气滞血瘀，或肾气不足导致的水液代谢失常。湿热内蕴常因饮食不节或外感湿热之邪，湿热蕴结于下焦，蒸腾煎熬津液，使尿液浓缩，结晶析出，形成结石；气滞血瘀则因气机不畅，血液循环不畅，导致瘀血内阻，尿液滞留，逐渐形成结石；肾气不足，多因先天禀赋不足或久病体虚，肾气亏虚，水液代谢失常，尿液排泄不畅，导致尿液中的晶体物质沉积，逐渐形成结石。若不及时排石，结石可加重肾、尿道等局部炎症水肿等问题负担，导致肾功能受损。

三、辨证

肾结石多急性发作，患者感到腰腹部剧烈绞痛，疼痛常向下腹或会阴部放射，伴有尿频、尿急、尿刺痛，甚至损伤尿道引起血尿。湿热蕴结型肾结石表现为腰腹绞痛剧烈，伴有小便短赤、灼热疼痛，尿色黄赤，舌红苔黄腻，脉滑数；气滞血瘀型则表现为腰腹部固定刺痛或胀痛，痛处拒按，尿中夹有血丝，舌质紫暗，脉弦涩；肾气不足型表现为腰膝酸软、隐痛，尿中常见砂石，伴有疲乏无力、面色晦暗，舌淡苔白，脉沉弱。若病程迁延不愈，结石可导致反复感染引起肾功能损伤，应及时调治。

四、治疗

1. 治法

清利湿热，行气化瘀，通淋排石。以患侧足太阳、足少阴及足少阳、阿是穴为主。

2. 处方

患侧肾俞、志室（图 8–1）、太溪、京门（图 8–2）、阿是穴。

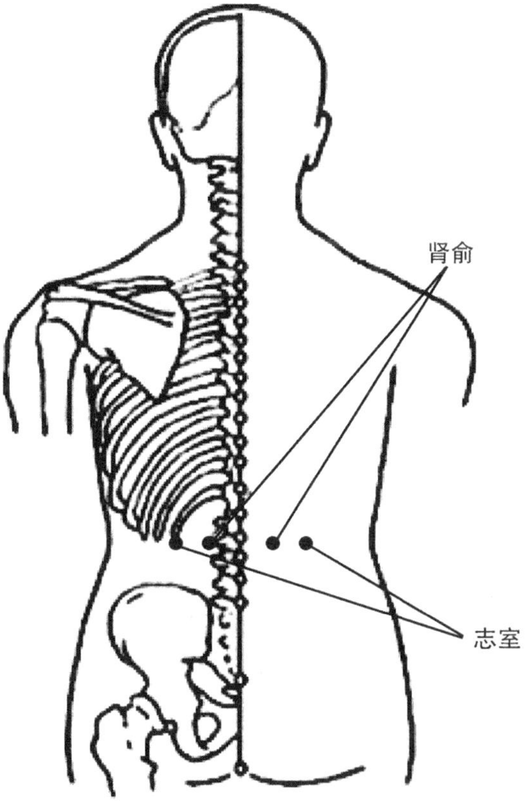

图 8–1　志室穴位图解

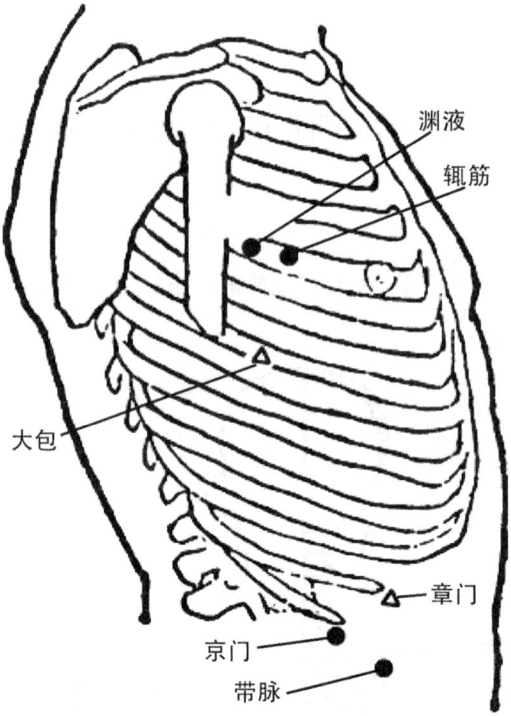

图 8-2 京门穴位图解

3. 操作

首先针刺患侧太溪穴 1 ～ 2 下，要求刺中胫神经产生放电样针感传导至足心，然后针刺患侧肾俞、志室、京门、阿是穴 1 寸深。以上诸穴均用泻法，留针 30 分钟，对疼痛难忍、镇痛效果不明显者可留针 1 小时。患侧肾俞、志室、京门、阿是穴拔罐 10 分钟。

4. 方义

患侧太溪属肾经治本脏病变，针感传导效果好有促进肾排石作用，患侧肾俞、志室、京门、阿是穴对局部起到促进排石的镇痛效果，不可缺少。

五、按语

（1）针刺拔罐治疗肾结石效果比较好，但要根据具体病情和证型，如结石大于 6mm 以上者（大于尿道管直径）效果差，这时应先碎石后针刺拔罐治疗效果好。

（2）忌食助湿热的饮食和做到养肾护肾，不要憋尿。

第三节　前列腺炎

一、概述

前列腺炎，中医称为“精浊”“白浊”或“前列腺痹”“癃闭”，是指前列腺因感染、非感染性炎症等多种因素导致的炎症性疾病。前列腺炎可分为急性和慢性两种类型，其中慢性前列腺炎更为常见。中医认为，前列腺炎的发生与湿热下注、肝郁气滞、肾虚不固、瘀血阻滞等多种因素密切相关。

二、病因病机

前列腺炎的发生主要由于湿热下注、气滞血瘀，或肾气不足所致。湿热下注，多因外感湿热邪气或饮食不节，湿热蕴结下焦，阻滞前列腺气机，导致炎症发生，表现为小便频数、灼热、疼痛，尿色黄赤；气滞血瘀，则因情志不畅或久坐等因素导致气机阻滞，血流不畅，前列腺气血运行不利，久而成瘀，出现会阴部疼痛、肛门坠胀感；肾气不足，多因先天禀赋不足或房劳过度，导致肾气亏虚，前列腺失于濡养，表现为尿后余沥、腰膝酸软、精神疲倦。若不及时治疗，前列腺炎可迁延不愈，严重影响工作、学习及生活，甚至有可能转化为前列腺癌。

三、辨证

前列腺炎多急性发作，患者常感到会阴部坠胀疼痛，伴有尿频、尿急、尿痛，甚至排尿不畅或尿后余沥不尽。湿热型前列腺炎表现为小便短赤，灼热刺痛，会阴部胀痛，伴有腰骶酸痛，舌红苔黄腻，脉滑数；气滞血瘀型则表现为小便涩滞，尿线细而无力，会阴或下腹部刺痛，痛处固定，舌质紫暗或有瘀斑，脉弦涩；肾气不足型前列腺炎表现为尿频而清长，尿后淋漓不尽，伴有腰膝酸软、神疲乏力，舌淡苔白，脉沉细。若病程迁延不愈，前列腺炎可反复发作，影响泌尿生殖系统病变，应及时治疗。

四、治疗

1. 治法

清利湿热，行气化瘀，补肾启闭。以任脉、足阳明、足三阴经穴为主。

2. 主穴

关元、水道、三阴交、太溪、太冲。

3. 配穴

湿热加阴陵泉；肾气不足加肾俞。

4. 操作

关元、水道直刺 1.2 寸深，太冲、三阴交、阴陵泉、肾俞直刺 1 寸深，太溪刺 6 分深。以上诸穴用平补平泻法，留针 20 分钟。关元、水道拔罐 10 分钟。

5. 方义

关元、水道位近膀胱下前列腺组织，对局部有清热利湿、补肾启闭的作用，治疗尿频、尿急、尿痛、淋漓不尽等有比较好的作用；阴陵泉、三阴交健脾利湿热；太溪、肾俞有补益肾气，增强司小便的功能；太冲属肝经，足厥阴经筋结前阴，故治该病。

五、按语

（1）针刺拔罐治疗前列腺炎有比较好的疗效，对年轻、病程短者效果比较明显；对年老、体弱多病、肾气亏虚、病程长者效果慢，易出现病情反复，应坚持治疗才可好转。总之，前列腺炎属于慢性病，要配合治疗，贵在坚持。

（2）前列腺炎与肾气虚、功能低下有很大关系，嘱患者不要憋尿、避免房事过度，以提高疗效。

第九章　创新病种

第一节　针拔治疗肥胖症

1988 年 6 月至 1990 年 5 月，笔者运用针刺拔罐治疗单纯性肥胖症 80 例，收效满意，现小结如下。

一、临床资料

肥胖症患者均为随机选择。通过病史、体征、结合医学检验，排除神经－内分泌或代谢失常引起的肥胖症。诊断为单纯性肥胖者：计算标准体重（kg）＝（身高－ 100）×0. 9，体重超过标准体重 20%；男子体脂百分率超过 20%，女子超过 30%；体重指数大于 26. 00 的患者为观察对象。本组共 80 例，男 7 例，女 73 例；年龄最大 61 岁，最小 16 岁，平均年龄 38. 5 岁，发病年龄多见于 22 ～ 52 岁，有 56 例，占总数 70%；病程最长 21 年，最短 6 个月；腹围最粗点 120. 5cm，36 寸，其中体重 60. 5 ～ 85. 0kg 者 49 例，86 ～ 95kg 者 21 例，96 ～ 114kg 者 10 例。

二、治疗方法

1. 治法

调整脾胃，抑制食欲，利湿祛痰。以脾胃及任脉经穴为主。

2. 处方

（1）组取中脘、天枢、关元、足三里、阴陵泉。

（2）组取巨阙、大横（图 9–1）、气海、丰隆、三阴交。足三里、阴陵泉、丰隆、三阴交只针刺，其余穴针刺加拔罐。两组穴交替灵活使用，另外对少数大腿围、臀围较大的患者，也可配合箕门（图 9–2）、髀关（图 9-3）。

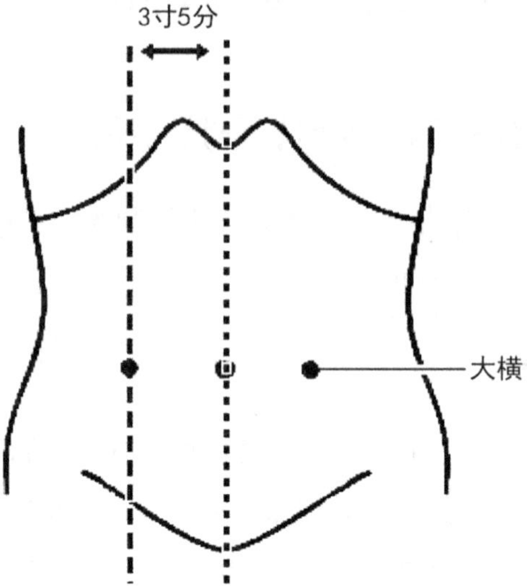

图 9-1　大横穴位图解

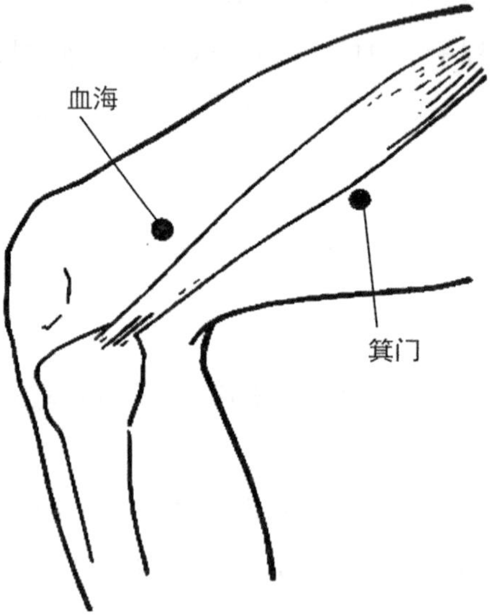

图 9-2　箕门穴位图解

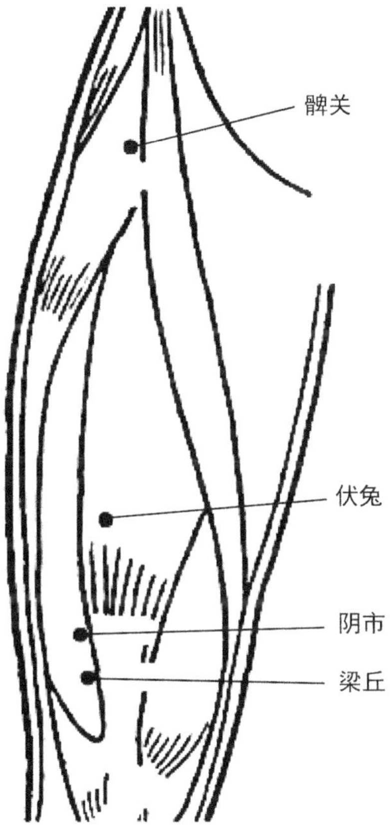

图 9-3　髀关穴位图解

3. 操作

用泻法，针刺得气后反复轻插重提，大幅度、快频率捻转，产生较强烈的针感，留针 30 分钟，起针后，腹部穴位拔罐 15 分钟，每日针拔 1 次，10 次为 1 个疗程，休息 3 日后进行第 2 疗程，连续观察 4 个疗程。

三、疗效观察

参照 1987 年首届全国中西医结合治疗肥胖症学术会议讨论制定的单纯性肥胖症疗效标准。

1. 疗效标准

体重减轻 2kg 以上，并达到标准体重范围以内为临床痊愈；疗程结束症状、体征基本消失，体重减轻 5kg 以上，体脂百分率下降 5% 以上为显效；疗程结束症状、体征得到改善，体重减轻 2 ～ 5kg，体脂百分率下降 1% ～ 5% 为有效；症状、体征无明显改善，体重减轻不足 2kg，体脂百分率下降不足 1% 者为无效。

2. 治疗结果

近期临床痊愈者 24 例，占 30%；显效 14 例，占 17. 5%；有效 31 例，占 38. 75%；无效 11 例，占 13. 75%。总有效率为 86. 25%。

四、典型病例

徐 ××，女，46 岁，1990 年 3 月 12 日初诊。身高 1. 52m，体重 66kg，体重指数 28. 57，体脂百分率为 38. 33%。主诉原来形体消瘦，近 5 年体重逐渐增加，多食易饥，食欲强，未到下次进食时提前有明显的饥饿感，喜食油腻、甜食之类，嗜睡，疲乏无力，行动迟缓笨拙，稍有活动则气喘吁吁等，前来要求针刺减肥。经治疗 4 次后食欲明显下降，饮食减少，饥饿感消减，腹围收缩 7cm，治疗第 1 个疗程后，体重减轻 5kg，第 2 个疗程减轻 3. 5kg，第 3 个疗程减轻 4kg，3 个疗程共减轻 12. 5kg，体重脂数下降至 23. 15，体脂百分率下降＝前－后＝ 38. 33% － 29. 91% ＝ 8. 42%，由此可见，已降至标准范围以内，随访 3 个月，体重没有回升。

五、体会

针刺本方有调整脾胃功能，化脂降浊的作用。肥胖症的产生因脾胃功能失调，水谷精微不得输布，脂浊痰湿内聚所成。临床观察到中脘、巨阙、足三里有抑制食欲，减弱胃肠蠕动作用；天枢、大横穴疏调肠腑，理气通便；气海、关元理气消积降脂，丰隆化痰湿；阴陵泉、三阴交健脾利湿、化脂降浊。通过针刺拔罐这些腧穴以起调整脾胃功能，化脂降浊作用，而达到减肥目的，使病态机体得到恢复。一般来说，对经治疗 4 ～ 5 次后，患者有不同程度的食欲下降，饮食减少，饥饿感消减，腹肌松弛，行动轻松等现象者疗效较好。反之，食欲抑制效果不明显，饮食无明显下降者疗效较差或无效。总之，根据各人个体差异不同，疗效也不一，还观察到疗效与疗程及肥胖程度、病程等呈正相关，疗程越长，肥胖程度大，病程短者，体重减轻幅度越大，反之，疗效较差。在治疗同时，嘱患者以后少吃高脂肪食物、甜食、乳制品、酒精等，多吃蔬菜，水果、低脂肪食物等，适当减少饮食，保证充足睡眠，并配合一定的锻炼，这对提高疗效有一定的帮助。另外，秤量以同一台秤为准，不得换秤，以免误差。

拔罐在减肥中有一定的治疗作用。用于腹部，它具有协调脾胃、抑制胃肠蠕动、消积降脂、通便利湿、加速减肥的作用。

针刺拔罐治疗减肥值得研究、探讨和推广。本组 80 例中，有 35 例经过半年后的随访，其中有 31 例体重没有回升，占 88. 57%。另有 4 例体重回升幅度 5% ～ 10%，占 11. 43%，这 4 例中经初步了解多数没有节制饮食，多食油腻等饮食而回升。

注：本文发表于《中国针灸》杂志 1991 年第 6 期，次年 11 月应新加坡邀请参加了新加坡组织的国际学术交流大会——“中医与针灸走向世界”。本文创新针灸学史上和中医高等院校针灸教材中没有编写的新病种，在全国率先发表该方面论文，首次提出较完整的理、法、方、穴、针的内容。对后来针灸同行起到抛砖引玉、借鉴的作用，在全国对单纯性过食肥胖患者治疗中首次提出“调整脾胃，抑制食欲，利湿祛痰。以脾胃及任脉经穴为主”的学术思想。

第二节 耳穴贴压戒烟疗法

世界卫生组织早就将烟瘾列为疾病的范畴，各国医学界都认为吸烟有害健康，会引起呼吸系统疾病、心脑血管疾病、消化系统疾病等多种疾病，故引起医学界同行关注。耳穴贴压戒烟疗法属创新项目，因为在古代医著和现高等院校教材中无记载、无编写。1991 年 4 月至 1993 年

10月，笔者运用耳穴按压王不留行籽治疗戒烟100例，收效满意，现小结如下。

一、临床资料

本组吸烟患者均为随机选择。对患者吸烟量、吸烟史、伴随症状、疗效、成因和机制等方面进行了临床观察和探讨。本组共100例，男92例，女8例；年龄最大78岁，年龄最小17岁；吸烟量均以每日实际吸烟量为准，最多5包（100支左右），最少半包（10支左右）；吸烟史最长50年，最短4年；无明显病态表现有54例，伴有不同程度的咳嗽痰多、肺气肿、心脏病、哮喘、吸毒史等有46例。总有效率达96%。

二、治疗方法

1. 治法

调整肺气，抑制烟瘾。

2. 处方

（1）主穴：肺、平喘外鼻、神门。

（2）配穴：气管、咽喉。以主穴治疗为主，为固定处方；对少数疗效不明显者再加用配火治疗。

3. 操作

用胶布1cm×1cm备用，将王不留行籽置于中央贴于以上耳穴上（双侧），用力按压以疼痛为度，每日按压5～6次，加强刺激，尤以在有吸烟欲望时按压。

三、疗效观察

1. 疗效标准

1日中没有吸1支烟，无吸烟欲望感，烟瘾完全被戒掉者称痊愈；1日中偶尔吸烟1～5支，微有欲望感称显效；1日中吸烟量减少一半，吸烟欲望基本没有改变者称有效；1 日中吸烟量略减少，欲望感仍强或吸烟量、欲望感皆无变化者称无效。

2. 治疗效果

本组 100 例中，痊愈 68 例，显效 22 例，有效 6 侧，无效 4 例。其中，经耳压治疗 1 ～ 2 次痊愈的占 61 例，耳压 3 ～ 4 次显效的占 25 例，耳压 5 ～ 6 次有效的占 10 例，耳压治疗 7 次以上无变化者占 4 例。

四、典型病例

王 ××，男，46 岁，清浦区体委工人，住清浦区体育馆（人民南路 94 号），1993 年 1 月 1 日初诊。

患者吸烟史 10 余年，每日吸烟量 2 包，尤以在熬夜、思考、烦闷、饭后、闲聊、看电视、打麻将等情况下吸烟更为频繁。吸烟时自觉有提神醒脑、精力充沛、解闷除烦、心情愉快，精神振奋，全身过瘾舒服等作用。若长时间不抽烟或看见别人吸烟或闻到香烟味时或在烦恼、熬夜等情况下，表现为特别想抽，烟瘾大增，甚至感到精神萎靡，打哈欠、嗜睡，心情烦闷，坐立不安，全身有说不出的不舒感。因吸烟常引起咳嗽痰多，胸闷小舒等。

治法：调整肺气，抑制烟瘾。

处方：肺、平喘、外鼻、神门。

经耳压治疗 1 次，次日复诊，烟瘾完全戒掉。主诉没有抽 1 支烟，有口苦胸闷，口干欲饮，主观不想抽，没有烟瘾，闻到烟味有厌烟、头晕不适感，在好奇下试抽，自觉烟味发淡改变，品不出香烟味，咽喉、胸腔有不舒感，甚至引起呛咳等。

10 个月后随访，烟瘾没有回升，没有再次吸烟。

五、总结

众所周知，吸烟有害健康会引起很多疾病，这已被科学所证实，以成为世界各国医学界所公认。世界卫生组织将每年的 5 月 31 日定为“世界无烟日”，规定在这一日世界各地既不吸烟，也不售烟，在很多国家已引起重视，部分国家制定“禁烟法”（如加拿大、新加坡等），还有部分国家（如澳大利亚）认为吸烟是慢性自杀。我国政府大力宣传吸烟的危害，指出吸烟请烟是一种愚昧的表现，据报道我国吸烟人数高达3.5亿人，由于吸烟造成死亡将从目前的每年10万人上升到2025年时的每年200万人，如此惊人的数字，不能不引起人们的重视，因此有必要进行研究戒烟治疗。

笔者认为，烟瘾的成因和机制是由于肺气通于鼻，鼻的通气和嗅觉的功能，主要依靠于肺气的作用。肺气和、呼吸利，嗅觉才能灵敏。所以《灵枢》脉度篇说：“肺气通于鼻，肺和则鼻能知臭香矣。”故吸烟主要是依靠嗅觉的功能才能辨别品尝出香烟味的。同时吸进的烟主要容纳在肺。因长期对香烟味的喜欢，加上吸烟有提神醒脑，解闷除烦，全身过瘾舒服等作用，造成肺对香烟味的适应和耐受需求能力，从而逐渐养成了烟瘾习惯。但由于各人体质之差异、吸烟之多少、品质之优劣、烟史之长短，其中尼古丁等毒素量的不同，久而久之刺激了肺，部分人的肺会不同程度地受到损伤而造成很多疾病的发生，尤以肺病为多，如肺癌、肺气肿等。若吸烟者处在身体不适情况下，如患感冒、肺气肿等也会影响肺气的正常吸入，影响吸烟量的多少，甚至厌烟不想抽，吸入身体不适等表现。综上所述，吸烟是肺气的作用，嗅觉功能的体现。故临床以调整肺气、抑制烟瘾为其治法。

临床观察到吸烟量、吸烟史、烟的质量与疗效无直接关系，疗效与肺病（如肺气肿、哮喘病等）、吸毒、饮酒、社会交往程度，以及戒烟决心等有直接关系。肺病、吸毒、饮酒影响肺气的调整，而社会交往甚多、烟瘾频繁、决心不够、不能持之以恒等直接影响烟瘾的断绝和复抽率的变化。前者属病理所致，后者属社会影响。本组100例中，半年后对其中60例进行随访，其中有21例又复抽香烟，占3.5%，复抽量不等，没有超过原抽量。经了解这21例多属交际甚广，决心不够，在交际工作中难以推辞，烟瘾便渐渐回升。另外，戒烟不像治疗疾病那样痛苦难忍，往往使戒烟者思想上没有压力，重视不够，这些都是影响疗效和引起复抽率的主要因素。戒掉烟瘾如同治愈后的感冒一样，仍要避免“风寒”，否则还会“感冒”（复抽香烟）的，这不能说是疗效和医师问题。因为确有一部分人过了一段时间后，由于某种诱因，如烦恼、交际甚广等再次吸烟，认为戒烟没有远期疗效，其实这种说法是不科学的，不是实事求是看待疗效。这里有主观和客观之分。很多疾病在治愈后都有同样的道理，戒掉以后就不要再抽，否则有可能烟瘾再次上来，这不能说耳压戒烟无效，要把关系搞清，道理分开。因为很多吸烟者对此问题会产生误解。耳压戒烟通常会出现口苦舌麻、口干欲饮、胸闷厌烟，闻到烟味会有头晕、恶心、呛咳，甚至品不出香烟味、烟味发淡，有异味感等。耳压戒烟是通过治疗途径，达到戒掉烟瘾的目的。它比主观强制性忍受戒烟效果好，有效率高，因为强制性忍受烟瘾有烟瘾上来时痛苦表现，主观吸烟欲望感强，精神萎靡，打哈欠、嗜睡，心情烦闷，坐立不安，全身有说不出的不适。部分患者曾采用过此法，终因熬受不住而继续吸烟，当然也有少数例外的。然而通过耳压戒烟治疗没有上述痛苦表现，一般大多数患者通过24小时的观察，表现出主观不想抽、厌烟、无吸烟欲望、没有烟瘾意识等。另外，临床还观察到部分原伴有咳嗽痰多、肺气肿、哮喘、心脏病等病证者戒除烟瘾后，由于呼吸道没有吸烟刺激，症状得到不同程度的改善，甚至消失。本疗法具有疗效快、疗程短、有效率高、简便易行、无痛苦、无毒性反应、无医疗风险、易被吸烟者所接受等优点，是比较理想的戒烟方法。

注：笔者于20世纪90年代初编写了“耳压戒烟100例临床观察”一文，受邀参加“国际针灸及东方学术会议和东方医药产品展销会”，由于经费等问题没有参加，但在《国际临床针灸》杂志编辑部英文版1995年第6期3页发表。现提供的是中文底稿，耳压戒烟在这个年代发表论文属于创新，最早提出“调整肺气、抑制烟瘾”的学术思想。

第三节　针刺治疗睡眠呼吸暂停综合征

睡眠呼吸暂停综合征俗称“打鼾”，是指睡眠时出现以严重打鼾、阵发性呼吸暂停及日间嗜睡为特征的一种综合征。其严重威胁中老年人的生命，被医学界称为“睡眠杀手”。近年来，笔者运用针刺治疗本病43例，现总结如下。

一、临床资料

1. 一般资料

本组43例均为门诊患者，其中男26例，女17例；年龄37～83岁，平均年龄53岁；病程2～22年，平均病程9.6年。

2. 纳入标准

在睡眠期间反复出现呼吸暂停，每次呼吸暂停时限＞10秒，7小时呼吸暂停总数＞30次，或呼吸暂停指数（AI，即每小时呼吸暂停的平均次数）＞5，老年人＞10。

二、治疗方法

采用针刺治疗，治以通利咽喉，宣畅肺气。以人迎、水突（图9-4）、天突、尺泽、列缺、合谷、足三里、太溪为主，采用平补平泻法。每日1次，10次为1个疗程，治疗3个疗程观察疗效。

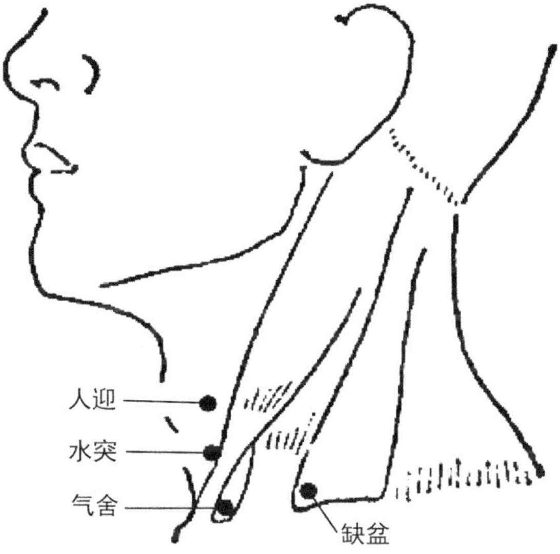

图 9-4　水突穴位图解

三、治疗效果

1. 疗效标准

参考《有关鼾症及阻塞性睡眠呼吸暂停综合征疗效判定的意见》拟定。

（1）治愈：基本上无憋气，不打鼾，AI ＜ 5。

（2）显效：AI 较治疗前减少 50%。

（3）有效：AI 较治疗前减少 20%。

（4）无效：AI 较治疗前无变化。

2. 治疗结果

43 例中治愈 33 例，占 76. 7%；显效 6 例，占 14. 0%；有效 3 例，占 7. 0%；无效 1 例，占 2. 3%。总有效率为 97. 7%。

四、讨论

现代医学认为，睡眠呼吸暂停综合征患者不仅存在上呼吸道解剖和功能的异常，而且呼吸中枢反应性明显降低，甚至造成呼吸通道不畅，引起长时间心、脑严重缺氧，发生窒息，甚至猝死，诱发心肌梗死、脑出血、中风等，同时还存在上呼吸道阻力明显增加。据观察，睡眠呼吸暂停综合征与高血压、心肌梗死关系密切，其病因多种，病机复杂。因此，目前国内外尚缺乏有效的药物治疗方法，早期诊断睡眠呼吸暂停综合征并积极寻求有效的治疗方法可改善心血管疾病的预后，逆转和消除对心血管系统的损害，提高人们的生活质量。据报道，以往治疗鼻鼾，主要是通过药物收紧咽喉肌肉及减少睡眠时间，但是使用药物会影响大脑中枢神经，不良反应大。保守治疗可采用夜间吸氧、戴功能性矫正器、留置通气导管和呼吸道持续正压治疗法，对轻中度患者有一定的疗效，但对重症患者疗效不佳。

中医学对睡眠呼吸暂停综合征缺乏文献记载，但本病存在严重打鼾问题，其发病机制与打鼾相似。《诸病源候论》曰：“鼾眠者，眠里咽喉间有声也。人喉咙上下也，气血若调，虽寤寐不妨宣畅，气有不和，则冲击咽喉，涩而不利亦作声。”由此看来，其病位在咽喉，其病机主要是鼻、咽喉气道不利，肺气不宣，阻塞不通，声门失司所致，故针刺治疗以通利咽喉、宣畅肺气为法。依据中医学理论，结合现代医学局部解剖结构，制定针刺处方。方中人迎、水突、天突对局部通利咽喉、调节声门起很好的作用；尺泽、列缺属肺部气管咽喉，合谷属大肠经治疗喉痹，共起调肺气、利咽喉之功效；足三里属胃循咽喉，太溪属肾循咽喉挟舌本，二穴共奏通利咽喉、调节声门之功效。故本法对睡眠呼吸暂停综合征有很好的治疗作用。对咽喉部腧穴要正确掌握好局部解剖结构和针刺操作技术，以防意外发生。

注：本文发表于中国国际核心期刊《上海针灸》杂志 2014 年 2 期第 170 页。本病在古代医著虽有病因病机部分解释，但没有形成完整的诊断病名、治法、处方、针刺操作技术、方义和按语解释等。本文率先提出“通利咽喉，宣畅肺气”的学术思想。

第三篇　传承篇

第十章　李荫芝先生

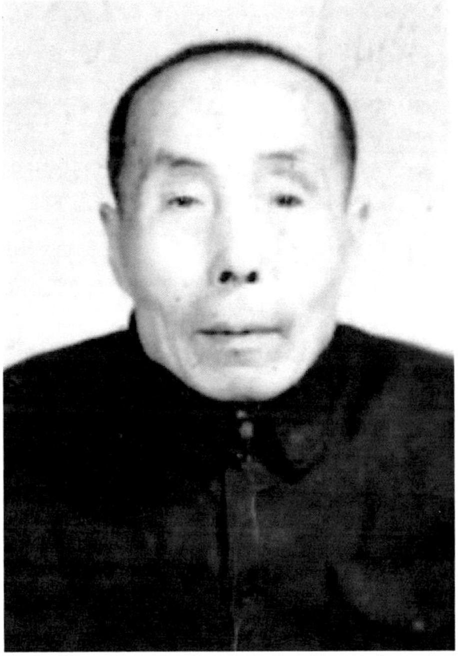

图 10-1　李荫芝先生

李荫芝（1916—2000 年）（图10-1），男，淮安市人。江苏省级非物质文化遗产针灸项目第一代传承人。李荫芝师从本地中医名家谭继安先生，对脾胃病、黄疸病有一定的研究，于 20 世纪 30 年代创办“李氏中医针灸诊所”，在本地享有一定的名望。临床擅长中医内科，后研修中医针灸学，曾为慕名而来的苏皖边区政府主席李一氓诊治并治愈疾病，受到好评，此经历记录于《李一氓自传》里。由于历史较久和老宅拆迁等原因，很多的医学宝贵资料已丢失。

第十一章　李树人主任

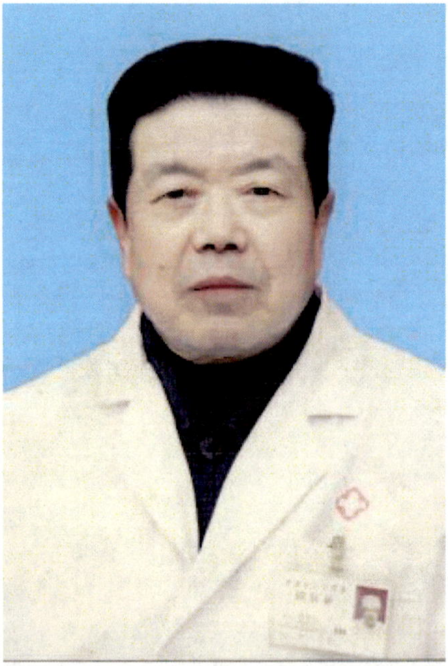

图 11-1　李树人主任

李树人（图 11-1），男，1938 年生，淮安市人。青年时随其父李荫芝系统学习传统中医针灸技术，于 1956 年又参加了江苏省中医学校（南京中医药大学前身）针灸训练班。李树人天资聪慧，悟性极高，勤奋好学，数年便完全掌握了针灸技术。1957 年个体行医在原清江市（淮安市前身）东大街菜市巷头，后因工作需要调至原闸口医院从事中医针灸工作，1970 年因组织需要调动到淮安市城中人民医院负责针灸工作至今，1992 年晋升为副主任中医师。1998 年 12 月光荣退休。随后申请创办了“李树人中医诊所”。曾任江苏省针灸学会理事，政协淮安市第一届、第二届委员会委员，原清浦区人大常委等职，省级非物质文化遗产针灸项目第二代传承人，淮安市首批“老字号”称号获得者。在国际、国家、省级医学专刊上发表学术论文 20 篇。从医近 70 年中，数十年如一日，每日上门求医的患者门庭若市，络绎不绝，在江苏省及周边地区中医针灸界和患者中享有盛誉（图 11-2、图 11-3）。

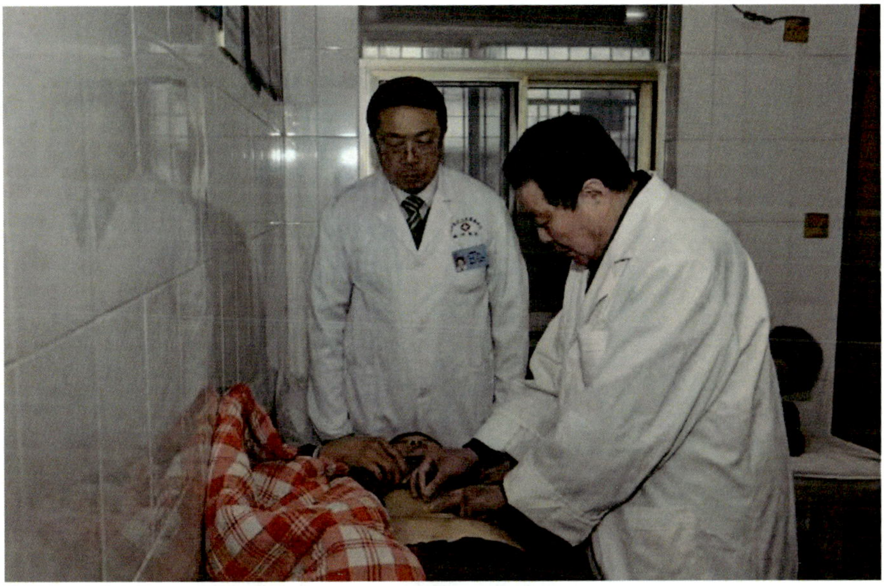

图 11-2　第二代李树人主任将技术传承给第三代李明高主任

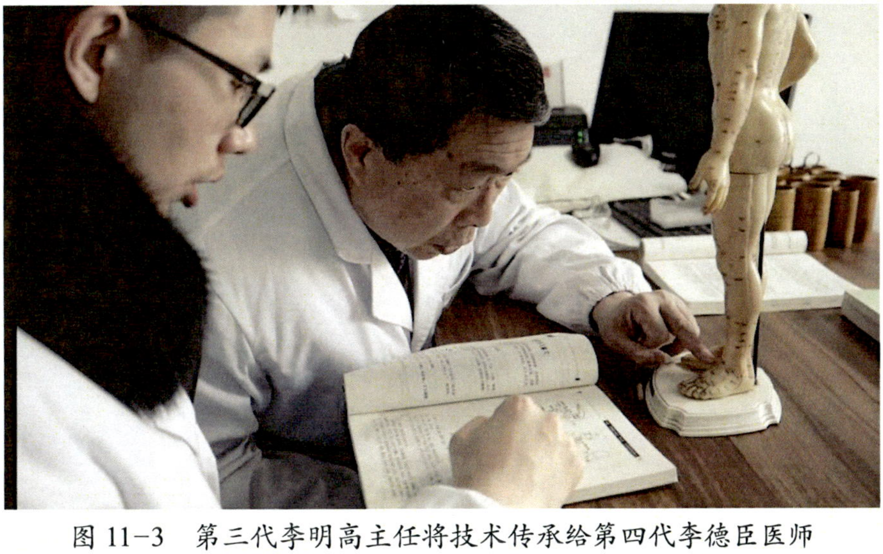

图 11-3　第三代李明高主任将技术传承给第四代李德臣医师

第十二章　李明高主任

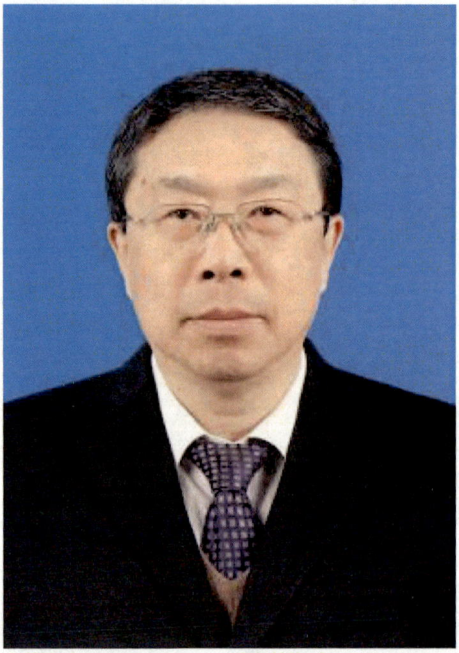

图 12-1　李明高主任

李明高（图 12-1），男，1959 年生，淮安市人。1977 年随其父李树人学习中医针灸，1978 年在江苏省淮安市城中人民医院负责针灸工作至今，2011 年毕业于北京中医药大学针灸推拿专业，同年晋升为副主任中医师。担任政协淮安市第四届、第五届委员会委员，中国针灸学会会员，中国医师协会淮安分会理事等职。

1995 年和 1997 年分别被淮安市政府表彰为“有突出贡献专业技术工作者”和“有突出贡献中青年专家”，1998 年 1 月被中国医疗保健国际交流促进会专家审评委员会授予“中国特技名医”荣誉称号。2000 年被淮安市委公布为学术技术带头人。在国际、国家、省级医学专刊上发表和交流的学术论文 20 余篇，参编《中国针灸学史》。2021 年和

2024年李明高中医诊所分别被国家知识产权总局审批注册商标和“李氏灵砭堂”堂号。淮安市市级非物质文化遗产针灸项目传承人。李明高中医诊所经淮安市文化广电和旅游局审批公布为李氏针感传导术针灸疗法传承基地、市级老字号继承人。2023年李明高中医诊所被江苏省政府审批列入为省级第五批非物质文化遗产项目名录，2024年李明高中医诊所被江苏省文化和旅游厅列为省级非遗保护单位。

李明高继承了父亲李树人的针灸技术并多次向程莘农教授请教（图12-2），完全掌握了独特的“针感传导术”，即运用指切进针法，左手按压穴位固定，右手持针，掌握进针角度、方向和深度，结合局部人体解剖部位，运用熟练的针刺操作技术，找准刺中神经，产生神经电兴奋性传递至远端部位的“针感传导术”技术。李明高主任运用该技术诊治了无数例常见病、多发病，以及急、危、重疑难杂症（图12-3），得到了广大患者的好评和认可，收到了无数的锦旗、镜匾、感谢信（图12-4），多次受到了地方政府表彰，获得学术界认可。

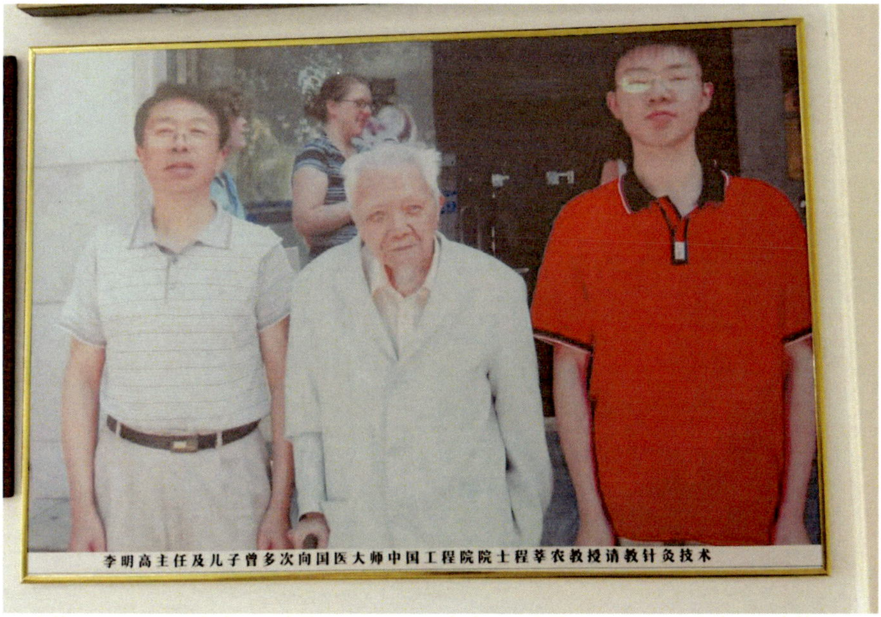

图12-2　李明高主任及儿子曾多次向国医大师中国工程院院士程莘农教授请教针灸技术

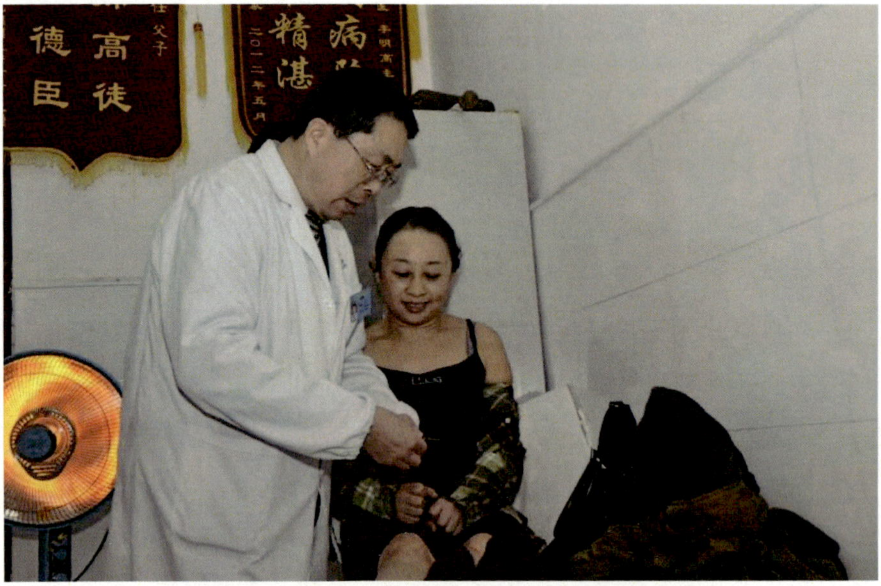

a

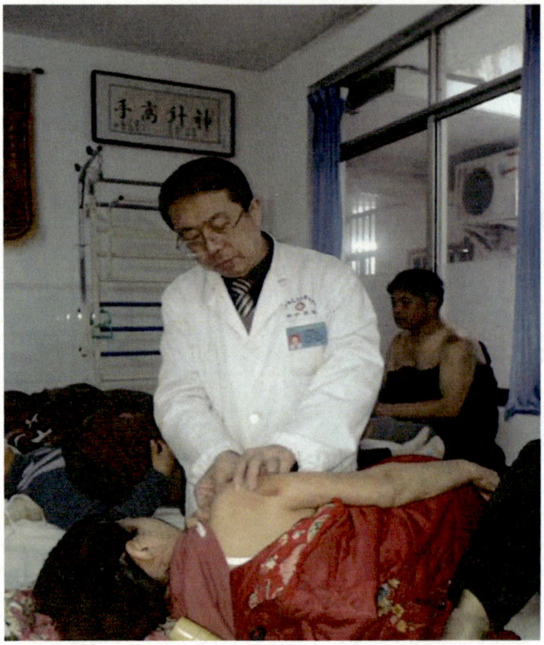

b

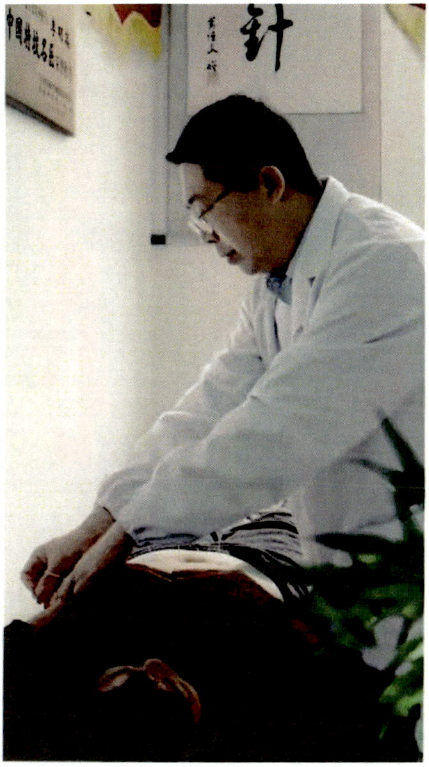

c

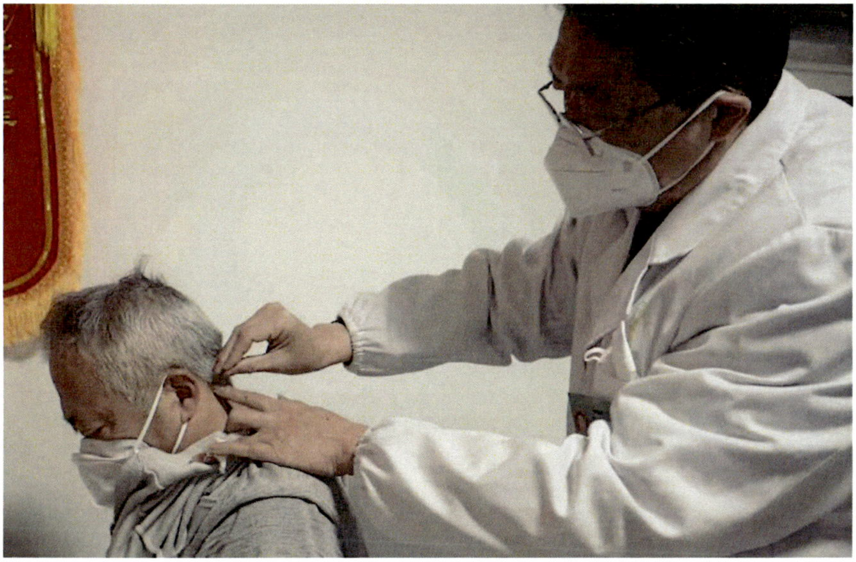

d

图 12-3　李明高主任为患者针灸

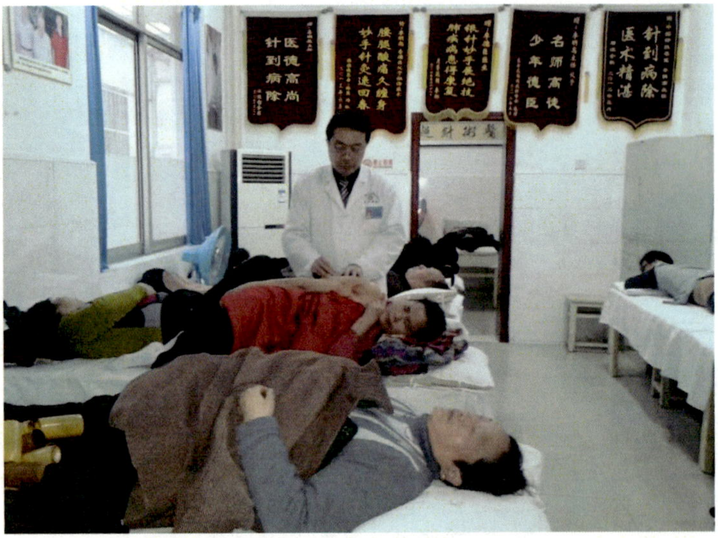

图 12-4　李明高主任收到无数锦旗

第十三章　李德臣医师

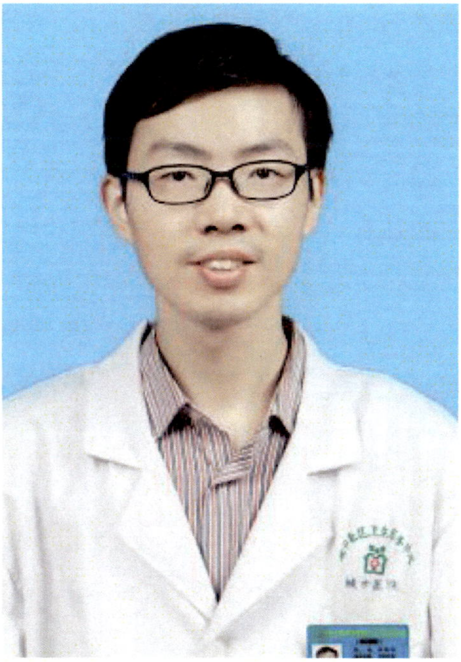

图 13-1　李德臣医师

李德臣（图 13-1），男，1986 年生，淮安市人。2007 年拜父亲李明高为师（按国家规定有公证书），继承了家传中医针灸疗法和针感传导技术，2011 年毕业于山东中医药大学中医专业，并在淮安市城中人民医院从事中医针灸临床一线工作，至今已 15 年。2019 年考取了执业中医师资格，同年随父亲李明高共同申请创办了李明高中医诊所并负责中医针灸工作。响应国家大力扶持发展中医药事业，鼓励中医个体开业的号召，走自主创业道路发展民营医疗机构，解决老百姓看病难、看病贵等问题，为广大患者解除疾苦，多次收到患者赠送的锦旗、感谢信并接受淮安市电视台的采访。现为省级非物质文化遗产针灸项目第四代传承人，市级老字号继承人。在国际、国家、省级医学专刊上发表专业学术论文 5 篇。

李德臣走家传师承和高校教育双结合的路子（图 13-2），发挥双重优势，在家传中医诊疗的基础上，将现代医学的研究方法和技术手段引入针感传导疗法的研究中。李德臣通过多年的临床实践，不断完善和验证这一疗法的理论和价值。李德臣掌握了父亲李明高传承的“针感传导术”及其主要的学术思想，认为衷中参西，诊病辨证为先，立法组穴为要，操作技术为关键，力求针感传导术，疗效是标准和目的。他的研究进一步证明了针感传导疗法在治疗呼吸系统、消化系统、神经系统、运动系统等疾病中的有效性。李德臣的临床实践和研究不断推动李氏针感传导术的深入发展和运用，使这一技术更加精细化、系统化、科学化，为行业中后起之秀提供了宝贵的经验和技术指导（图 13-3）。

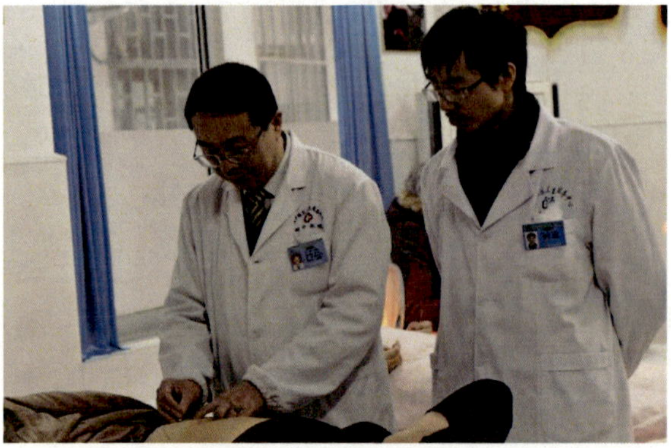

a

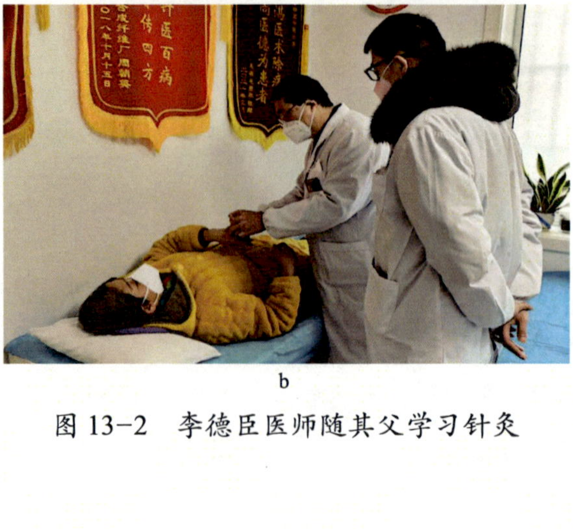

b

图 13-2　李德臣医师随其父学习针灸

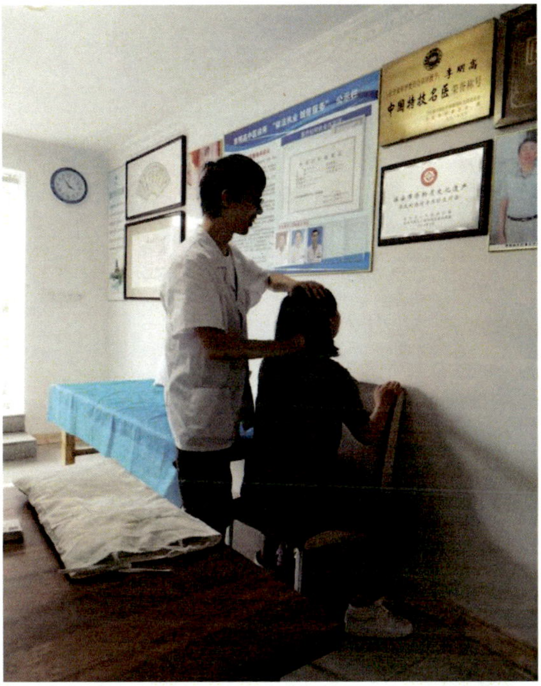

a. 李德臣为前来学习的刘明新医师演示针灸推拿技术

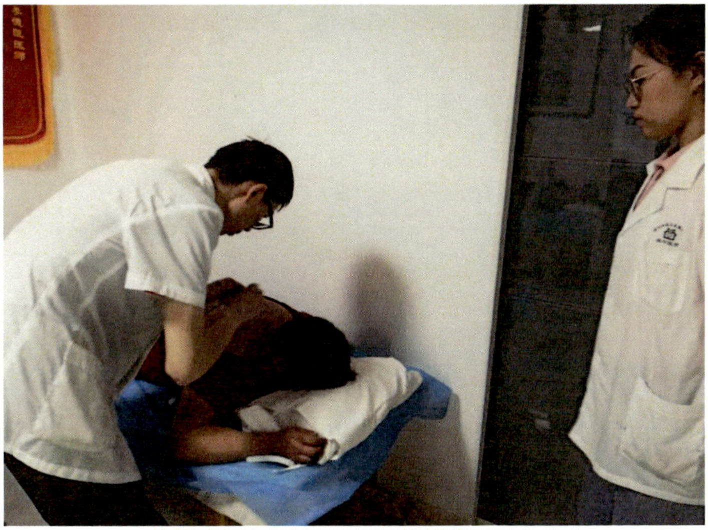

b. 李德臣为前来学习的徐明阳医师演示针灸技术

图 13-3　李德臣医师为前来学习技术的医师讲解技术要点

第四篇　守正创新

第十四章　创新成果及获得奖项

（1）1998 年 1 月，中国医疗保健国际交流促进会专家审评委员会授予李明高“中国特技名医”荣誉称号（图 14-1）。

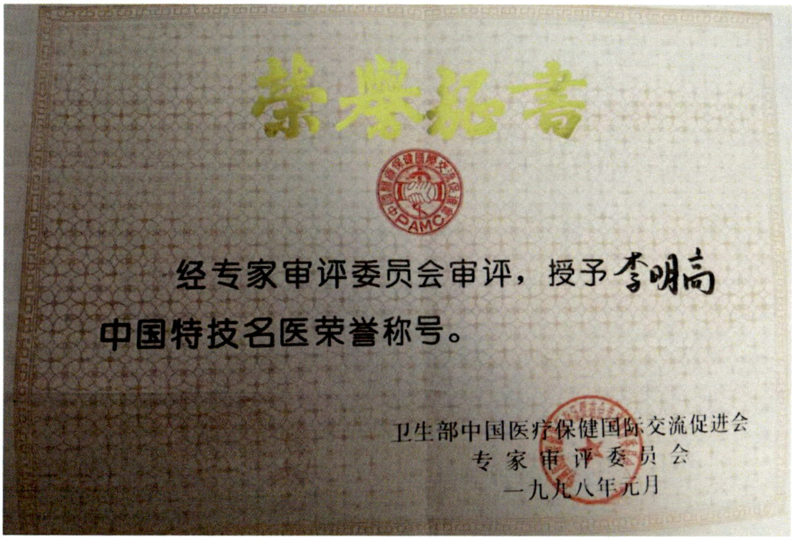

a

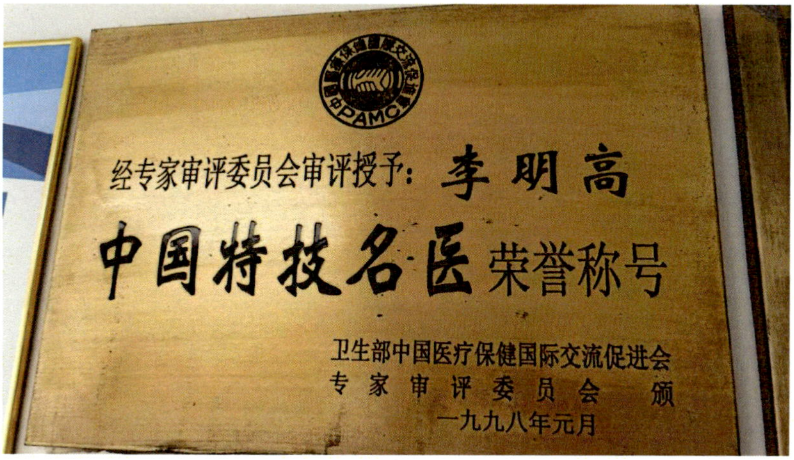

b

图 14-1　李明高医师荣获“中国特技名医”荣誉称号

（2）2024 年 5 月，淮安市文化广电和旅游局命名李明高为市级非物质文化遗产代表性项目“李氏针感传导术针灸疗法”的市级代表性传承人（图 14-2）。

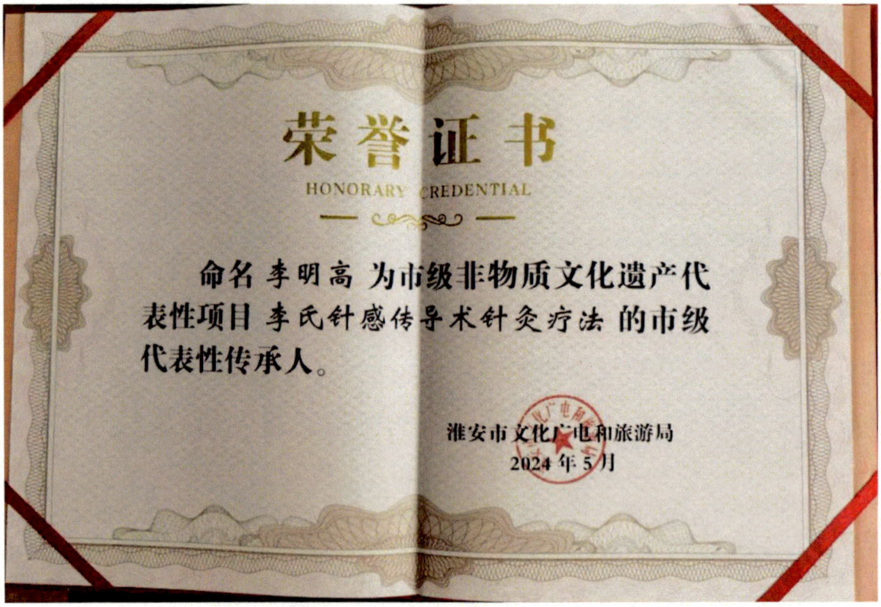

图 14-2　李明高医师被命名为市级代表性传承人

（3）1992 年 11 月，应新加坡邀请参加了“中医与针灸走向世界国际学术研讨会”（图 14-3），撰写了《针刺拔罐治疗单纯性肥胖症 80 例临床观察》。

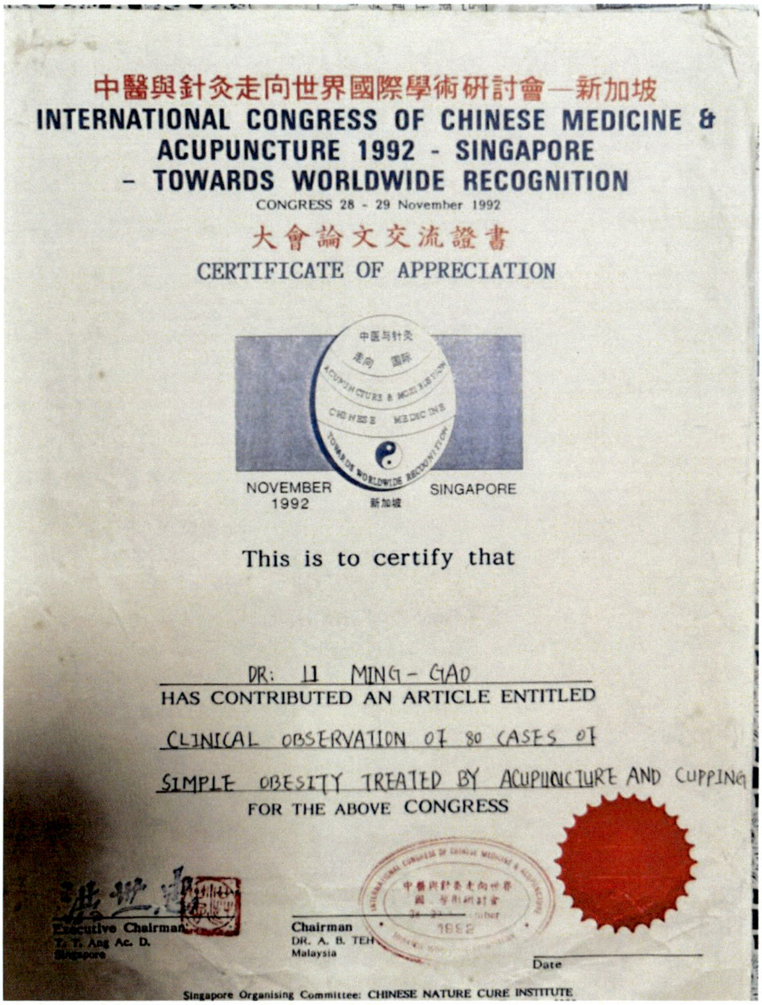

图 14-3　李明高医师受邀参加“中医与针灸走向世界国际学术研讨会”

第十五章　单穴疗法临床应用体会

单穴疗法是指运用某一穴对某病或某证具有奇特疗效，应用针灸不同补泻手法，以起到收效迅速的一种治疗方法。它具有取穴少、操作简便、痛苦小、疗效好、容易被患者接受等优点。纵观古今史册，先例甚多。例如，虢太子尸厥，扁鹊刺三阳五会（百会）而随起，曹操头痛难禁，华佗刺脑空而立愈；苏金明脑炎失语，肖少卿针哑门而痊愈等。总之，穴不在多，有效则行，对症下针，辄奏奇效。现就本人运用单穴疗法，对某些病证收效卓著者，简介如下。

一、环跳

环跳属足少阳胆经，为足少阳、足太阳二脉之会。

1. 功效

利腰腿，通经络。

2. 取法

侧卧屈股，在股骨大转子最高点与骶骨裂孔的连线上，外 1/3 与内 2/3 的交点处取穴。

3. 主治

腰扭伤。

4. 病例

朱 XX，男 34 岁，工人，1990 年 12 月 1 日初诊。

患者因负重不慎致 $L_4 \sim L_5$ 脊柱扭伤 2 日，表现为腰脊酸痛，不能俯仰和转侧，迈步困难，弯腰痛甚，形体侧弯成“S”形，舌苔薄白，脉弦紧。X 线检查示“腰椎无异常现象”，诊断为腰软组织扭伤。证属筋脉损伤，气血运行受阻，壅滞局部而成。治以舒筋，活络，化瘀为法。

取穴：双环跳。

操作：先将环跳穴进行常规消毒后，选用28号毫针，用指切进针法，固定穴位，稳住肌肉不得紧张和动弹，以快速捻转提插进针，直刺环跳2～3寸，待得气后，再转用提插泻法，探找闪电样针感，使之传导至足部，此时患者自觉下肢有较强的触电感即可，随时出针，而于局部拔罐10分钟。患者当场起床灵活，腰脊酸痛大减，身体随能直立，弯腰转侧自如，步履正常，1次而愈。3日后随访，未有反复，已上班工作。

5. 按

针刺环跳治疗腰扭伤(排除腰椎器质性疾病）具有立竿见影之功效，一般针1～3次即可痊愈。但必须使针感传导至足，并觉下肢有触电现象，这是取得满意疗效的关键所在。若无此种针感，可将针提至人部向四周稍改不同方向慢慢探找，以求闪电样放射感至足1～2下即可，一般不留针，局部配合拔罐10分钟，疗效更佳。切忌将患者持久俯卧，造成局部僵硬板滞、活动不利。另外，刺激量也不宜过大，适可而止，以免误伤坐骨神经而产生不良反应。对扭伤部位以脊柱效果最佳，对某一侧或两侧效果次之。针刺环跳之所以有立竿见影之功效，是因为刺中坐骨神经主干，通过主干可以缓解、疏松坐骨神经根部（即腰部）软组织，从而起到舒筋活络、调和气血、解痉止痛、矫正体形、调整虚实、祛风散寒的作用，达到治病目的。故《马丹阳天星十二穴治杂病歌》云："环跳在髀枢…折腰莫能顾…若人针灸后，顷刻病消除。"

二、支沟

支沟又称飞虎，属手少阳三焦经经穴。

1. 功效

宣气机，散瘀结，通肠腑。

2. 取法

腕背横纹（阳池）上3寸，尺骨、桡骨之间取穴。

3. 主治

（1）胁肋痛。

病例：孙XX，男53岁，驾驶员，1989年11月9日初诊。

患者左胁肋疼痛1周，多作胀痛，随深呼吸、咳嗽、打喷嚏加剧，且痛无定处，流窜不定，时轻时重，兼胸闷不适，常叹息，转侧不利，每遇嗳气或矢气后则胀痛减轻，但终究不解，苔薄，脉弦。经X线、B超等检查无器质性病变。证属肝郁气滞，失于条达，经气运行不畅，郁于胁肋，故而胀痛。治以疏通解郁，调畅气机为法。

取穴：左支沟。

操作：以快速捻转进针，直刺0.5～1.0寸，待得气后行提插捻转结合呼吸补泻之泻法，频率为每分钟30～40次，同时令患者深呼吸、咳嗽以起配合术者疏通解郁，调畅气机之作用。即刻胁痛减轻，留针15分钟，同时局部拔罐10分钟，待起针时再行咳嗽、深呼吸，患者胀痛感立即消除，疼痛消失。1周后随访，未见复发。

按：针刺支沟治疗胁肋痛（排除器质性引起）疗效颇佳，尤其对肝郁气滞、瘀血胁痛疗效更佳。在临证时对一侧胁痛取患侧支沟，两侧胁痛取双支沟，操作方法同上，一般在5～10分钟便可获效。故历代歌赋支沟治疗胁肋痛有卓效，如《标幽赋》指出："胁疼肋痛针飞虎。"

（2）便秘。

病例：何XX，女，68岁，离休干部。1986年4月23日上午10点初诊。

患者便秘8日，小腹胀满不舒，有便意，但临厕努挣不下，挣则乏力，气短多汗，神疲纳少，面色少华，心悸，头晕目眩，舌淡苔薄，脉虚弱。经纤维结肠镜检查无器质性病变。年近古稀，气血亏虚，气虚则传导无力，血虚则肠失润下。治以益腑气，通大便为法。

取穴：双支沟。

操作：以捻转提插进针，得气后用其补法，刺激宜轻，捻转幅度宜小，频率宜慢，时间宜长（一般双手同时操作3～5分钟），操作同时令患者做腹内压运动，增强推动下行之力，留针40分钟。次日复诊，告知昨日针后下午6点左右大便已解。排便数量很多，解后腹部轻松舒服。1次痊愈，半月后随访，大便正常每日一行。

按：六腑以传化饮食物，排泄糟粕为其生理特点，实而不能满，故有六腑以降为顺，以通为用之说。本病例为年老、气血亏虚致便秘8日。故治疗时益腑气，通大便为其准则。由于支沟为三焦经穴，具有宣气机、通肠腑、散瘀结的作用，对治疗便秘有奇效，故《杂病穴法歌》有："大便虚秘补支沟"之说。

三、关元

关元属任脉，为任脉与足三阴之交会穴。

1. 功效

培肾固本，调气回阳。

2. 取法

在脐下3寸，腹中线上，仰卧取穴。

3. 主治

痛经。

4. 病例

周XX，女，19岁，学生。1990年12月3日初诊。

患者因经前运动脱衣受寒，造成经期小腹冷痛，面色苍白，四肢厥冷，恶寒怕风，伴有寒战，恶心、呕吐，欲加衣被，得热痛减，经量少色淡有块，有时像黑豆汁样，舌边紫暗，苔白腻，脉沉紧。证属感受寒凉，寒客于胞宫，经血为寒邪所凝滞，致运行不畅、不通而痛。治以温经散寒，通经化瘀为法。

取穴：关元。

操作：选用28号1.5寸毫针，以快速捻转进针，直刺0.8～1.2寸，得气后，行快频率、大幅度、大距离捻转提插之泻法，要求针感向前阴处传导，留针40分钟，同时用艾条灸关元以温经散寒，通经化瘀。

施术后约10分钟少腹痛渐减。经用上法治疗2次而愈。3个月后随访，月经正常，按时而至。

5. 按

针灸关元治疗痛经具有很好的镇痛效果。一般来说临床上痛经以功能性居多，即寒湿凝滞型，气滞血瘀型的实证为多见，器质性病变占少数，即气血亏虚的虚证为少见。2～5次起效。治疗本病时，无论实证、虚证，关键要掌握关元穴的针灸术。也就是说，针感一定要向前阴部传导。在虚、实二证不同的情况下，再区分刺激量和施灸时间的长短。实证刺激量宜大、宜重，用泻法，留针时间宜长，以起长时间抑制效果，对寒湿凝滞型，针灸并用，但灸重于针；对气滞血瘀型只针不灸或少灸，针重于灸。虚证刺激量宜小、宜轻，用补法，留针时间与实证相比宜短，针灸并用艾条灸的距离与寒湿凝滞型相比宜远，以起温补肝肾益气养血之作用。

四、鱼际

鱼际属手太阴肺经之荥穴。

1. 功效

清肺热，利咽喉。

2. 取法

仰掌，在第一掌指关节后，掌骨中点，赤白肉际处取穴。

3. 主治

扁桃体炎。

4. 病例

许XX，女，26岁，教师。1988年3月5日初诊。

患者外感风寒化热，热毒结于咽喉，两侧扁桃体红肿结块、疼痛，吞咽困难，有堵塞感，伴恶寒干呕，苔薄白，脉浮数，历已3日。经服麦迪霉素等药2日不见好转，前来治疗。治以清热解毒，利咽消肿为法。

取穴：双鱼际。

操作：以快速捻转提插进针，得气后，用提插捻转之泻法1分钟。当场咽痛明显减轻，留针20分钟后起针，咽痛即消，吞咽正常，阻塞感消失，1次而愈。

5. 按

扁桃体炎临床颇为常见，针刺治疗本病有很好的效果，一般可见立竿见影之效，临床观察到止痛时间一般为1～10分钟。1～4次痊愈，比药物治疗起效快，有效率高。尤以对病程较短的急性、未化脓患者效果更佳，对已化脓的或伴有发热患者也有一定的效果，但鱼际一穴不能满足需要，应再配合一些清热利咽之穴位，如少商、合谷、曲池、大椎等，才能起到更完美的效果。总之，临床上化脓的或伴有发热的占少数，未化脓、不发热的占多数，前者以上述处方为妥，较为全面，后者仅用鱼际一穴便可治愈。因鱼际为手太阴肺经之荥穴，“荥主身热”，针而泻之，可起清热利咽，散瘀消肿之作用。另外，鱼际对急性咽喉炎等病证也有很好的疗效。故历代医著都有记载，如《百症赋》指出：“喉痛兮，液门、鱼际去疗。”

第十六章　中医针灸从业人员现状分析

笔者对目前中医针灸从业人员发表两点看法，仅供参考。

其一，在目前全国从事中医针灸从业人员中，人才队伍鱼龙混杂，大体分三类：一类不懂中医针灸理论知识和诊疗技术，如没有经过专业学习和培养、没有中医执业资质及虽有资质但不懂中医针灸的西医人员从事中医针灸诊疗工作，疗效相对不能保证，严格地说属于非法行医，对中医针灸传承和发展带来一定的负面影响，使老百姓对中医产生质疑。二类虽然经过中医高等院校（如西医高等院校毕业仍属外行）毕业且有执业资质，但没有相对的名师带教、没有临床实践、不是中医针灸专业的医务人员，他们虽然有一定中医针灸诊疗能力，但不是单纯从事针灸专业，在诊疗技术和疗效上没有保障，群众对其疗效不太满意。三类有家族传承或师承带教背景培养出来的并有中医执业资质者、又经过多年针灸临床实践培养和锻炼，且在中医高等院校针灸专业毕业的医务人员，并得到社会广泛认可，这类人相对来说针灸专业理论和临床诊疗技术水平比较好，“文武双全”，既具有诊疗技术水平、有群众影响力，口碑好（能武），又能写论著、带教，甚至搞科研（能文）。具备“文武双全”的这类针灸专业人员在整个队伍中很少，可以说是凤毛麟角。历届国医大师、全国名老中医及地方名老中医都有一个相同的特点，那就是基本符合上述第三类条件。

并非所有地方名老中医的诊疗技术水平都能得到社会认可，事实上有一些省名中医、市名中医并没有得到社会普遍认可，他们每日诊疗量有限，说明疗效没有得到广大患者认可。虽然有“名医”虚名，但没有真正地体现出名医价值，有的只有理论编著（能文）而不能解决临床实际问题（不能武），这类名医有其名而无其实。笔者认为疗效是生命力、是关键、是现代和未来的医学发展目标。没有疗效，无论中医西医、何等级别的医院、学历、技术职称、非遗、老字号等统统是外包装，一切免谈，只有疗效是发展的硬道理。

其二，中西医是两个不同的理论体系，它们的医学思维和诊疗方法，以及很多的技术标准和要求是不同的，所以不能用某些西医的标准和要求及操作技术来强行地要求中医，否则势必容易造成中医针灸不能守正创新，从而影响疗效、影响中医的传承发展。现代受到西医无菌概念的要求和影响，在全国目前基本上都采用单手进针法，在笔者看来，并不是说不可以单手进针，而是在中医针灸传统针刺理论中，都强调针刺操作中双手协同和配合。因为右手持针情况下，左手手指不仅可帮助固定穴位，而且对人体不同的部位和对局部指下骨形标志，以及不同的组织结构和具体要求等都起到一定探查作用，这样操作目的是提供掌握好正确的针刺操作技术，即针刺深度、角度、方向及刺激量的把握，以免发生医疗问题等。笔者认为这种单手进针法的目的是避开西医细菌感染的要求而逐渐淡化中医针灸传统针刺理论的具体要求，这种做法既影响疗效，又影响双手协同配合操作，还影响穴位局部针刺操作的安全性及改变传统针刺操作理论的要求，改变了传统操作理论的“原汁原味”，也无从谈“守正创新”。笔者家传四代、传承百年历史，一直从事针灸基层临床工作，总诊疗人次不计其数，没有一例因针刺受到感染。只要针具消毒或使用一次性针，患者局部及医务人员手指消毒基本上可以杜绝针刺感染。针刺创面极小、出针后皮肤立即收口、手指触摸针身针尖，不会给感染造成机会，而且对于针刺造成感染在全国极少有报道。另外，1997 年 11 月，美国国立卫生研究院（National Institutes of Health，NIH）举办了一场针刺疗法听证会，明确指出，起源于中国的针刺疗法对多种疾病具有显著的疗效，且作用确切、不良反应极小，具备广泛应用的潜力。这也证明了针刺疗法已走出国门不断被世界其他国家认可。在中国很多的虫类等中药对很多的疾病就有较好的效果，而在美国等发达国家医学界就不认可、不理解、难以接受，这种区别受东西方国家医学文化差异所影响，同理，避免穴位感染也是受到西医无菌概念影响而改变了传统针刺理论和要求，这也是为什么现在部分中医针灸临床疗效不如老一辈医家诊疗技术水平的原因之一。现在中医针灸医务工作者综合医学知识都很丰富，但中医诊疗综合思维、技术水平和疗效却不尽如人意。其原因大抵是没有做到和掌握好真正的传承精华。

第十七章　李氏针感传导术针刺操作要领

针感传导术是在诊断疾病，立出治法和针灸穴位处方，结合穴位局部解剖结构的基础上，运用熟练的针刺操作技术采用指切进针法，局部消毒，左手按压取穴固定，右手持针，掌握进针角度方向和深度，运用提插捻转针刺手法，刺激相关穴位，命中所要针刺的经络和相关神经，达到神经放射性针感传导至远端部位的针感技术。患者出现不由自主肢体抽动 1 ～ 2 下产生放电感至手或足，以起激发经气，调整人体失调的功能而得到治疗疾病的效果，即通过经络的传导功能作用而取得的治疗效果。它适用于很多疾病的治疗，无毒性反应，但要掌握好一定的刺激量和度。对部分病证能起到立竿见影或药物起不到的效果，关键是针感传导，没有理想的针感传导就没有理想的效果，绝不是针刺入人体后就了事那么简单，不同人的针刺操作技术含金量是不一样的，决定不同人的疗效也不一样。一般通过师承或家传，言传身教，心领神会，掌握技术操作要领和难度才能达到传到远端部位的针感。此技术在古代医著和现代高等院校针灸教材中没有进行专门具体操作介绍，但在《黄帝内经》中和历代医家都有零星记载，如“中气穴，则针游于巷”“刺之要，气至而有效”“气至病所”等精辟论述。

参考文献

[1] 吴勉华，石岩 . 中医内科学 [M]. 第 5 版 . 北京：中国中医药出版社，2021.

[2] 赵霞，李新民 . 中医儿科学 [M]. 第 5 版 . 北京：中国中医药出版社，2021.

[3] 贺菊乔 . 中医外科特色疗法 [M]. 太原：山西科学技术出版社，2016.

[4] 吴焕林，黄燕 . 中西医结合内科学 [M]. 第 3 版 . 北京：科学出版社，2018.

[5] 杨关林，冼绍祥 . 中西医结合内科学临床研究 [M]. 北京：人民卫生出版社，2021.

[6] 赵铁建，储利胜 . 中西医结合生理学 [M]. 第 3 版 . 北京：科学出版社，2023.

[7] 赵铁建，储利胜 . 中西医结合生理学 [M]. 第 3 版 . 北京：科学出版社，2023.

[8] 刘万里 . 胃食管反流中西医诊疗 [M]. 北京：中国中医药出版社，2023.

[9] 王晓岩，段金雨，杨湛波，等 . 临床消化疾病诊治及内镜应用 [M]. 北京：科学技术文献出版社，2023.

[10] 李明泉，杨邵锋，梁光春，等 . 消化内科疾病诊疗理论与实践 [M]. 北京：科学技术文献出版社，2023.

[11] 冯晓玲，张婷婷 . 中医妇科学 [M]. 第 5 版 . 北京：中国中医药出版社，2021.

[12] 庞立伟，马林，白雪松，等 . 消化内科中医特色治疗 [M]. 北京：科学技术文献出版社，2022.

[13] 杨关林，冼绍祥 . 中西医结合内科学临床研究 [M]. 北京：人民卫生出版社，2021.

[14] 温伟波，王洪武 . 糖尿病中医诊治精要 [M]. 北京：科学出版社，2023.

[15] 余洋 . 中医骨伤康复要趁早 [J]. 人人健康，2024，（13）：78.

[16] 王九龙 . 针灸、药疗与骨伤按摩手法结合治疗腰椎间盘突出症的效果研究 [J]. 中外医学研究，2024，22（06）：104-107.

[17] 李思源，陆延，张锐，等 .《黄帝内经》骨伤痹病预防治疗挖掘分析 [J]. 中国民族民间医药，2023，32（10）：7-11.

[18] 李庆乐，冯国湘 .《针灸大成》隐白穴临床应用规律探析 [J]. 亚太传统医药，2023，19（01）：196-199.

[19] 王瑞琦，李礼，孟维媛，等 . 针刺预处理心脑同护的机制和优势探讨 [J]. 针灸临床杂志，2023，39（08）：104-111.

[20] 薛渊，王轩，姚爱娜，等 . 古代 200 例针灸医案的现代价值 [J]. 光明中医，2022，37（23）：4274-4276.

[21] 颛孙芹帅，陈丽莹，贾兆星，等 . 新型多功能温针灸药物隔热贴设计与应用 [J]. 中国乡村医药，2022，29（22）：51-52.

[22] 黄强 . 中医针灸治疗痛症的研究进展 [J]. 大众科技，2021，23（04）：105-107.

[23] 胡宗德，黄奏琴，王思瑶，等 ."针灸全覆盖" 诊疗运行新模式思考 [J]. 光明中医，2020，35（20）：3298-3301.

[24] 黄杏贤，于海波，刘永锋 . 针灸医疗服务模式现状与改进思考 [J]. 广州中医药大学学报，2019，36（12）：2064-2067.